Wechseljahre

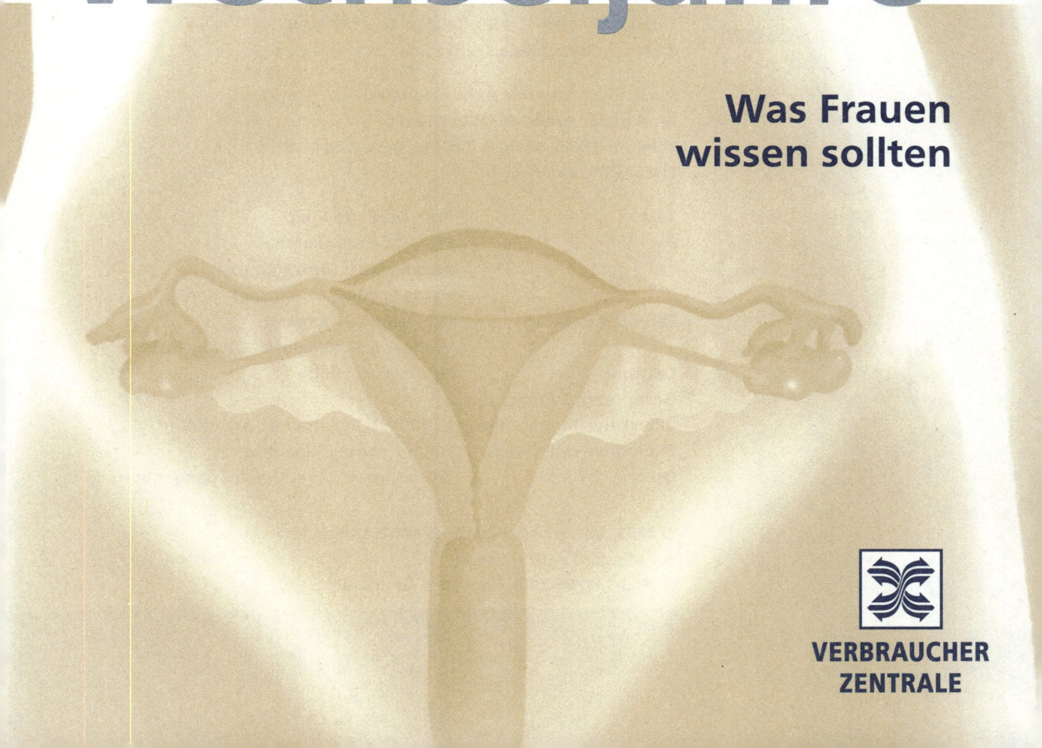

Was Frauen wissen sollten

VERBRAUCHER ZENTRALE

Impressum

Herausgeber:

Verbraucher-Zentrale Nordrhein-Westfalen e. V.
Mintropstraße 27, 40215 Düsseldorf
Telefon: 02 11/38 09-0, Fax 02 11/38 09-1 72
E-Mail: publikationen@vz-nrw.de

Verbraucherzentrale Baden-Württemberg e. V.
Paulinenstraße 47, 70178 Stuttgart
Telefon: 07 11/66 91-10, Telefax: 07 11/66 91-50
E-Mail: info@verbraucherzentrale.de

Verbraucher-Zentrale Hamburg e. V.
Kirchenallee 22, 20099 Hamburg
Telefon: 0 40/2 48 32-0, Telefax: 0 40/2 48 32-2 90
E-Mail: info@vzhh.de

Verbraucher-Zentrale Hessen e. V.
Große Friedberger Straße 13–17, 60313 Frankfurt am Main
Telefon: 0 69/97 20 10-0, Telefax: 0 69/97 20 10-50
E-Mail: vzh@verbraucher.de

Verbraucher-Zentrale Niedersachsen e. V.
Herrenstraße 14, 30159 Hannover
Telefon: 05 11/9 11 96-0, Telefax: 05 11/9 11 96-10
E-Mail: info@vzniedersachsen.de

Verbraucherzentrale Bundesverband e. V. (vzbv)
Markgrafenstraße 66, 10969 Berlin
Telefon: 0 30/2 58 00-0, Telefax: 0 30/2 58 00-5 18
E-Mail: info@vzbv.de

Text	Prof. Dr. Petra Kolip, Prof. Dr. Gerd Glaeske, Jens Bucksch (Bewegung), Helga Strube (Ernährung)
Fachliche Beratung	Dr. Claudia Schumann, Wolfgang Schuldzinski, Ursula Plitzko
Lektorat	Dr. Hannah Friege
Gestaltung, Typographie, Bildmotive Innenseiten	© DES!GN Eva Kräling, AGD Köln
Bildmotive Umschlag	Getty-Images, Superbild
Druck	Werbedruck Schreckhase, Spangenberg

1. Auflage, 1.–10. Tausend
ISBN 3-933705-24-X, Printed in Germany

Inhaltsverzeichnis

Viele Frauen erleben die Wechseljahre als eine Zeit des Übergangs und des Wandels. Am offensichtlichsten sind die körperlichen Veränderungen: Die Monatsblutung wird zunächst unregelmäßig und bleibt schließlich ganz aus. Aber auch im Privat- und Berufsleben sind häufig Veränderungen zu bewältigen, zum Beispiel neue berufliche Herausforderungen, der Auszug von Kindern aus dem Elternhaus, die Pflege von Angehörigen oder die Trennung vom Lebenspartner. Viele Frauen sehen dem 50. Geburtstag mit gemischten Gefühlen entgegen. Die Wechseljahre fallen in eine kritische Phase des Älterwerdens, in der Bilanz gezogen wird. In den Stolz über das Erreichte mischt sich häufig die Enttäuschung über geplatzte Lebensträume. Die ausbleibende Regelblutung ist für viele Frauen ein Signal, sich mit dem eigenen Älterwerden auseinander zu setzen – das macht diese Lebensphase spannend und irritierend zugleich.

Die Wechseljahre sind eine Lebensphase, in der viele Frauen Bilanz ziehen

Im Zusammenhang mit den körperlichen Veränderungen stellen sich für viele Frauen zahlreiche Fragen: Was hilft bei Wechseljahrsbeschwerden? Wie gut wirken naturheilkundliche und alternativmedizinische Mittel? Welche Argumente sprechen für, welche sprechen gegen die »Hormonersatztherapie«? Was kann ich tun, um mich gegen Osteoporose (»Knochenschwund«) und Herz-Kreislauf-Krankheiten zu schützen?

Frauen in den Wechseljahren holen sich an vielen Stellen Rat und Unterstützung. Dabei ist es nicht immer leicht, die verschiedenen Informationen zu beurteilen. Häufig sind sie einseitig, denn dahinter stehen bestimmte Interessen. So kommen viele Broschüren und Faltblätter, die in den gynäkologischen Praxen ausliegen, von der Pharmaindustrie, und auch die Autoren und Autorinnen zahlreicher Ratgeber werden von den Hormonherstellern bezahlt. Wen wundert es da, dass in solchen Informationsmaterialien vor allem die Empfehlung für die Hormontherapie im Mittelpunkt steht, die Risiken heruntergespielt und die positiven Effekte übermäßig gelobt werden?

Die Wechseljahre sind keine Krankheit

In den vergangenen Jahrzehnten ist der Eindruck entstanden, die Wechseljahre seien eine Lebensphase, die auf jeden Fall medizinisch begleitet werden muss. Dieser Perspektive wollen wir ein anderes Bild entgegensetzen: Wir gehen davon aus, dass die Wechseljahre keine Krankheit, sondern eine natürliche Lebensphase sind, die nicht zwangsläufig mit Beschwerden und Belastungen einhergehen muss. Nicht jede Frau erlebt die Wechseljahre als beschwerliche Zeit, und selbst wenn Sie die Signale der Wechseljahre als belastend wahrnehmen, können Sie auf vielfältige Art entscheiden, wie Sie mit den Wechseljahren umgehen wollen.

Wie Sie mit den Wechseljahren umgehen wollen, sollten Sie auf der Grundlage sachlicher Informationen entscheiden

In diesem Ratgeber wollen wir sachliche Informationen bereitstellen, die Sie für eine informierte Entscheidung in dieser Lebensphase benötigen. Wir wollen Ihnen Anregungen geben, sich mit den Wechseljahren auseinander zu setzen und verschiedene Möglichkeiten des Umgangs mit dieser Lebensphase kennen zu lernen.
In jüngster Zeit sind einige Studien erschienen, die deutlich machen, dass die Risiken und der Nutzen einer Hormontherapie sorgfältig gegeneinander abgewogen werden müssen. Wir werden diese Studien für Sie zusammenfassen und kritisch bewerten. Wir gehen aber nicht nur auf die Frage »Hormontherapie: Ja oder

nein?« ein, wir stellen ebenfalls ausführlich die Alternativen zur Hormoneinnahme dar. Dabei betrachten wir sowohl die Möglichkeiten zur Linderung von Wechseljahrsbeschwerden als auch die Prävention von altersbedingten Krankheiten. Und wir werfen auch einen Blick auf die körperlichen, psychischen und sozialen Veränderungen, die viele Frauen in den Wechseljahren erleben.

1

In **Kapitel 1** geben wir Ihnen zunächst einen Überblick über die körperlichen Signale der Wechseljahre.

2

Die Sicht der Ärztinnen und Ärzte auf die Wechseljahre wird in **Kapitel 2** vorgestellt. Wie ist der Eindruck entstanden, die Wechseljahre seien eine Krankheit oder zumindest ein Einschnitt, ab dem es mit Körper und Psyche zwangsläufig rapide bergab geht und ab dem mit Krankheiten wie Osteoporose und Herz-Kreislauf-Krankheiten zu rechnen ist?

3

In **Kapitel 3** werden die Wechseljahre aus der Sicht von Frauen betrachtet. Wie bewerten Frauen diese Zeit? Wie viele Frauen leiden überhaupt unter körperlichen und psychischen Beeinträchtigungen? Und unter welchen Beschwerden leiden Frauen?

4

Der individuelle Umgang mit den Wechseljahren ist durch die Kultur und die gesellschaftlichen Bilder von den Wechseljahren und dem Älterwerden von Frauen geprägt. Das, was uns so selbstverständlich vorkommt, nämlich, dass Frauen in den Wechseljahren unter Hitzewallungen und Schweißausbrüchen leiden, ist in einigen anderen Kulturen eher die Ausnahme. In

Kapitel 4 werden wir einen Blick über den Gartenzaun werfen und betrachten, wie Frauen in anderen Ländern mit den Wechseljahren umgehen.

Kapitel 5 widmet sich der Frage, welche Möglichkeiten Sie haben, mit naturheilkundlichen und alternativmedizinischen Mitteln sowie nicht-medikamentösen Maßnahmen Wechseljahrsbeschwerden zu lindern.

Das Für und Wider der Hormontherapie steht in **Kapitel 6** im Zentrum. Wir gehen ausführlich auf die Vor- und Nachteile und auf die Risiken ein und stellen die verschiedenen Hormonpräparate vor.

In **Kapitel 7** lernen Sie schließlich verschiedene Möglichkeiten kennen, sich mit Hilfe einer ausgewogenen Ernährung und mittels Bewegung vor Osteoporose und Herz-Kreislauf-Krankheiten zu schützen.

Nutzen Sie die Wechseljahre für eine Standortbestimmung

Die Wechseljahre sind keine Krankheit: Auch wenn sie für manche Frauen beschwerlich sind, können sie der Anlass für eine Standortbestimmung sein. Wenn Sie die Wechseljahre bewusst erleben, werden Sie vielleicht verborgene Kräfte entdecken und den Mut entwickeln, verschüttete Träume auszugraben und in die Realität umzusetzen. Nutzen Sie dazu Ihre Lebenserfahrung und freuen Sie sich auf die vielen Möglichkeiten, die es zu entdecken gibt.

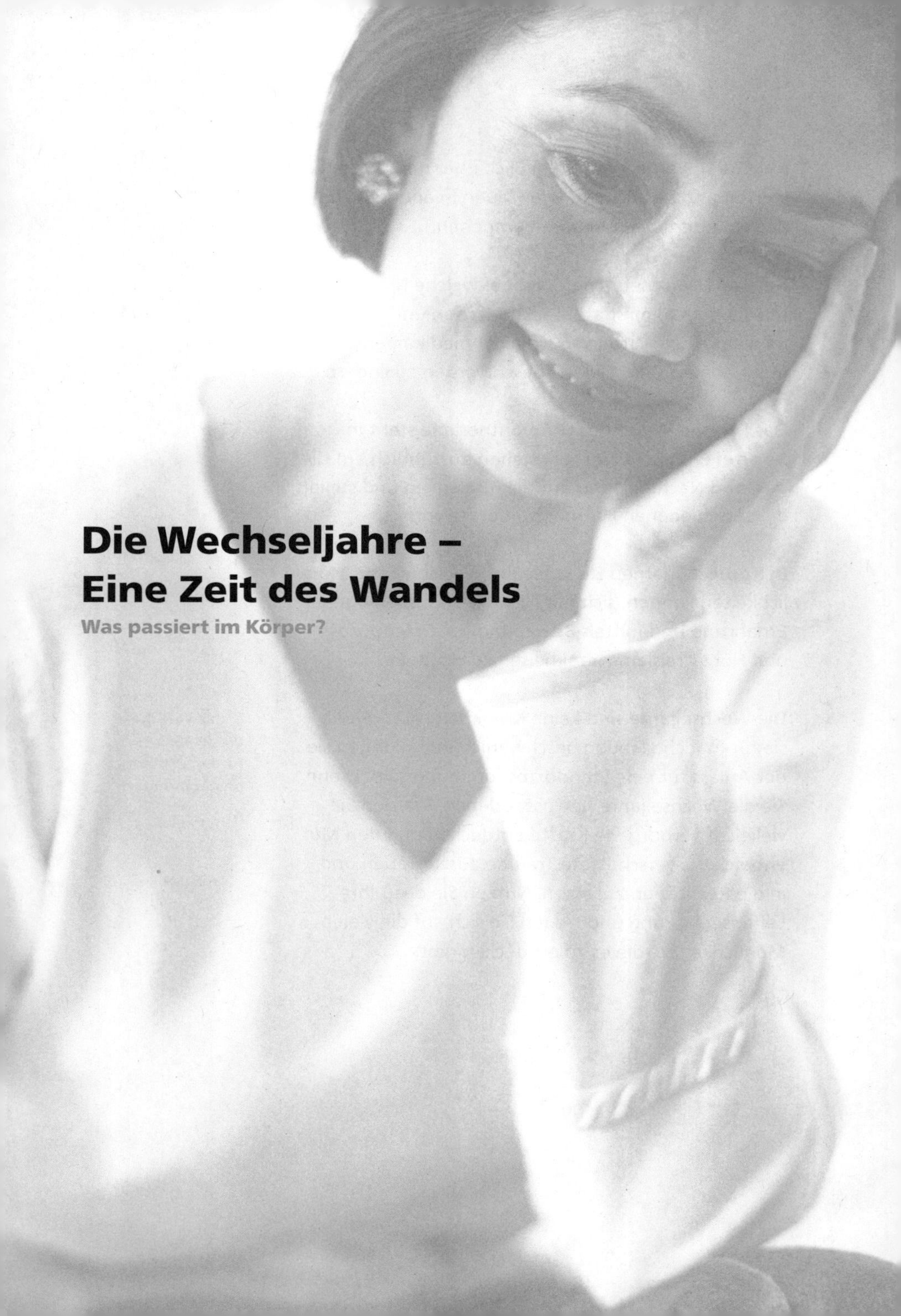

Die Wechseljahre – Eine Zeit des Wandels

Was passiert im Körper?

Die Wechseljahre sind eine Lebensphase, in der der Körper auf der Suche nach einem neuen hormonellen Gleichgewicht ist. Die amerikanische Professorin für Frauengesundheit Dr. Susan Love beschreibt die Menopause als Gegenstück zur Pubertät: Während wir zwischen dem 12. und 16. Lebensjahr in die so genannte reproduktive Phase eintreten, der Körper sich also darauf einstellt, befruchtungsfähige Eizellen herzustellen, endet diese Phase mit der Menopause. Beide Lebensabschnitte – Pubertät und Wechseljahre – sind mit Verschiebungen im Hormonspiegel verbunden. Aber so, wie wir die Pubertät durchlebt haben, können wir auch die Wechseljahre überstehen – mit dem Vorteil, dass wir inzwischen einiges an Lebenserfahrung dazugewonnen haben.

Die Wechseljahre sind das körperliche Pendant zur Pubertät

Wechseljahre, Menopause, Klimakterium – Was bedeuten die verschiedenen Begriffe?

Die Begriffe Wechseljahre, Menopause und Klimakterium werden häufig gleichgesetzt. Streng genommen meinen sie aber Unterschiedliches.

Der Begriff »Menopause« bezeichnet die letzte Regelblutung einer Frau. Sie ist damit das Pendant zur Menarche, der ersten Menstruation. Sie lässt sich nur rückblickend feststellen: Sobald die letzte Blutung 12 Monate zurückliegt, wird diese als Menopause bezeichnet. Die Zeit vor der Menopause, wenn die hormonelle Umstellung bereits eingesetzt hat, wird »Prämenopause« genannt. »Postmenopause« kennzeichnet die Phase nach der Menopause. Die Perimenopause umfasst die zwei Jahre vor und nach der Menopause, die hormonellen Schwankungen sind dann am stärksten.

Das griechische Wort »Klimakterium« bedeutet übersetzt »Kritischer Punkt im menschlichen Leben«. In Bezug auf die Wechseljahre umfasst das Klimakterium die Phase, die mit dem Beginn unregelmäßiger Blutungen einsetzt und ein Jahr nach der Menopause endet. Der Begriff »Wechseljahre« wird meist synonym zu »Klimakterium« gebraucht.

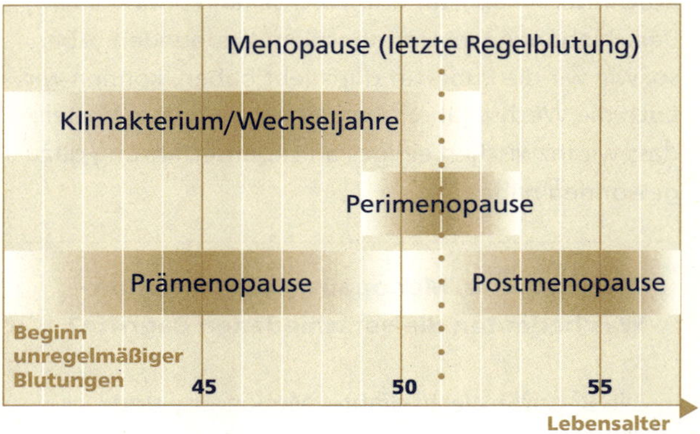

Ab der Pubertät durchleben Frauen einen etwa vierwöchigen Rhythmus

Was aber passiert genau im Körper? Jedes neugeborene Mädchen kommt mit 300 000 bis 500 000 Eibläschen (Follikel) zur Welt. Ab der Pubertät reift in einem etwa vierwöchigen Rhythmus ein Eibläschen – ausgelöst durch die Hormone der Hirnanhangsdrüse – im Eierstock heran und gibt nach etwa zwei Wochen ein Ei frei. Dieses wandert durch den Eileiter in die Gebärmutter. Wurde es in der Zwischenzeit befruchtet, nistet es sich dort ein, andernfalls kommt es zur monatlichen Blutung. Das Eibläschen wiederum stellt die Sexualhormone Östrogen und Progesteron (Gelbkörperhormon) her, um den Körper auf eine mögliche Schwangerschaft vorzubereiten. Nur einige Hundert der Follikel reifen zu befruchtungsfähigen Eiern heran; die restlichen werden über die Jahre vom Körper abgebaut.

Der Tanz der Hormone

Hormone sind sehr kleine, aber wirkungsvolle Botenstoffe unseres Körpers, die die Tätigkeiten der Organe unseres Körpers aufeinander abstimmen. Der weibliche Zyklus wird von zahlreichen Hormonen gesteuert, die dafür sorgen, dass sich die Gebärmutterschleimhaut auf- und abbaut und ein Eibläschen heranreift, platzt und das Ei freigibt.

Die Hirnanhangsdrüse produziert das follikelstimulierende Hormon (FSH), was wiederum die Eierstöcke anregt, ein Eibläschen (Follikel) heranwachsen zu lassen. Während das Eibläschen wächst, produzieren die Eierstöcke Östrogene. Das Östrogen hat Einfluss auf die Hirnanhangsdrüse, die das Luteinisierungshormon (LH) herstellt. Sobald eine bestimmte Menge LH erreicht ist, wird etwa in der Zyklusmitte das Signal zum Eisprung gegeben: Das Eibläschen platzt und gibt das reife Ei frei. Das Ei wird vom trichterförmigen Eileiter aufgefangen und in die Gebärmutter geleitet. In den ersten Stunden kann das Ei befruchtet werden. Diese Reise dauert etwa fünf Tage. Die leere Eihülle wandelt sich in den so genannten Gelbkörper um, der für etwa 10 bis14 Tage das Gelbkörperhormon Progesteron produziert. Dieses sorgt dafür, dass die Gebärmutterschleimhaut heranwächst, für den Fall, dass das Ei befruchtet wurde und es zu einer Schwangerschaft kommt. Wurde das Ei nicht befruchtet, bilden sich Gebärmutterschleimhaut, der Gelbkörper sowie die Östrogen- und Progesteronproduktion zurück. Es kommt zur Monatsblutung. Dann beginnt ein neuer Zyklus.

Das Zusammenspiel der Hormone ändert sich in den Wechseljahren

In den Wechseljahren ändert sich dieses Zusammenspiel: Nicht immer reift ein Ei heran, sodass zunächst vermehrt Östrogen produziert wird. Es treten seltener Eisprünge auf, und die Hirnanhangsdrüse produziert verstärkt LH. In einer späteren Phase nimmt die Östrogenproduktion ab und die Monatsblutung bleibt schließlich aus.

Östrogene werden im Übrigen nicht nur von den Eierstöcken, sondern zum Beispiel auch vom Unterhautfettgewebe, von der Leber und der Nebennierenrinde hergestellt. Aus diesem Grund produziert der Körper auch nach der Menopause noch in geringen Mengen Östrogen, bei Frauen mit viel Fettgewebe mehr als bei Frauen mit wenig Fettgewebe. Neben den »weiblichen« Sexualhormonen Östrogen und Progesteron stellt der weibliche Körper aber ebenfalls – in wesentlich geringeren Mengen – »männliche« Hormone (Androgene) her. (Umgekehrt werden im Körper eines Mannes »weibliche« Hormone gebildet.) Mit zunehmendem Alter findet hier eine Verschiebung statt: Der Anteil der Androgene im Blut einer Frau in und nach den Wechseljahren nimmt zu, was sich bei einigen Frauen an einem stärkeren Wuchs der Gesichtsbehaarung (»Damenbart«) bemerkbar macht.

In den Wechseljahren geht der Vorrat an Eibläschen langsam zur Neige. Es kommt nur selten zur Eireifung und zum Eisprung, die Hirnanhangsdrüse produziert verstärkt das follikelstimulierende Hormon, um die Tätigkeit der Eierstöcke »anzukurbeln«. So schwanken der Östrogen- und Progesteronspiegel im Blut, während zum Beispiel der LH- und der FSH-Spiegel steigen.

Hierdurch werden die Zyklen unregelmäßig: Mal dauern sie nur wenige Tage, dann wieder vergehen zwischen zwei Blutungen viele Wochen oder mehrere Monate. Die Blutung nach einer langen Pause kann länger und stärker sein als gewohnt, weil sich die Schleimhaut der Gebärmutter durch eine anhaltende Östrogenwirkung hoch aufbauen kann.

Der Zyklus wird in den Wechseljahren unregelmäßiger

Bei den meisten Frauen treten die ersten Zyklusunregelmäßigkeiten zwischen dem 40. und 45. Lebensjahr auf. Die Umstellung des Hormonsystems erfolgt aber nicht kontinuierlich, sondern in Schüben. Würde man den Hormonspiegel im Blut regelmäßig messen, könnte man feststellen, dass das Östrogen sowie das LH und das FSH in der Prämenopause sehr stark schwanken. Aus diesem Grund ist es auch relativ unsinnig, anhand einer Hormonmessung festzustellen, ob eine Frau bereits in den Wechseljahren ist. Manche Ärztinnen und Ärzte bieten dennoch diese Hormonmessung als so genannte IGel-Leistung («Individuelle Gesundheitsleistung«) an: Die Kosten werden nicht von der Krankenkasse übernommen, sondern müssen von der Frau aus eigener Tasche bezahlt werden!

Eine Schwangerschaft ist auch bei unregelmäßigem Zyklus möglich

In der Übergangsphase wird der Zyklus zwar unregelmäßig, es kann aber dennoch zu einer Schwangerschaft kommen. Hormonpräparate, die zur Linderung von Wechseljahrsbeschwerden eingenommen werden, hemmen im Gegensatz zur Pille nicht die Eireifung. Sie schützen deshalb nicht vor einer Schwangerschaft. Besprechen Sie daher mit Ihrem Arzt oder Ihrer Ärztin, welches Verhütungsmittel für Sie geeignet ist. Wenn Sie älter sind als 40 Jahre (bei Raucherinnen: 35 Jahre), sollten Sie wegen der erhöhten Thrombosegefahr die Pille nicht mehr oder nur in niedrig dosierter Form nehmen; dann sollten Sie allerdings alle sechs Monate zur Kontrolluntersuchung gehen. Sie können aber auch zu anderen Verhütungsmitteln wechseln, zum Beispiel zur Spirale oder zu Barrieremethoden (Diaphragma, Portiokappe, Kondom). Für manche Frauen ist auch die Sterilisation (die eigene oder die des Partners) eine gute Alternative.

Nach einer mehr oder weniger langen Umstellungs- und Übergangsphase – diese kann zwischen fünf und zehn Jahren dauern – hören die Menstruationsblutungen auf (Menopause). Bei den meisten Frauen erfolgt die letzte Monatsblutung zwischen dem 50. und 52. Lebensjahr.

Wann ist mit der letzten Monatsblutung zu rechnen?

Internationale Vergleichsstudien haben gezeigt, dass das durchschnittliche Alter bei Eintritt der Menopause in den industrialisierten Ländern zwischen dem 50. und dem 52. Lebensjahr liegt. Aber die Spannbreite ist hier sehr weit. Tritt die Menopause vor dem 40. Lebensjahr ein, spricht man von vorzeitiger Menopause.

Auch wenn der Eintritt der Menopause durch ein biologisches »Programm« vorbestimmt zu sein scheint, gibt es doch einige Faktoren, die darauf Einfluss nehmen. Die Zusammenhänge sind hier jedoch noch wenig erforscht und zum Teil sind die Ergebnisse auch widersprüchlich. Starke Raucherinnen erleben die letzte Regelblutung früher als nicht rauchende Frauen. Die im Tabak enthaltenen Stoffe üben einen schädlichen Einfluss auf die Eierstöcke oder den Östrogenstoffwechsel aus. Es gibt auch Hinweise, dass untergewichtige Frauen früher in die Wechseljahre kommen. Als weitere Faktoren für einen früheren Eintritt der Menopause werden diskutiert: eine späte Menarche (erste Menstruation) und Kinderlosigkeit. Die Verwendung oraler Verhütungsmittel (Antibabypille) scheint hingegen das Menopausenalter leicht hinauszuschieben.

Körperliche Veränderungen sind nur zum Teil auf die Hormonumstellung zurückzuführen

Die körperliche Umstellung geschieht nicht plötzlich, sondern in einem langsamen und wechselhaften Prozess. Oftmals sind es kleine Anzeichen, die die Wechseljahre ankündigen. Einige stehen im Zusammenhang mit der Hormonumstellung – die Periode wird unregelmäßiger, es sprießen vielleicht ähnlich wie in der Pubertät Pickelchen, das erste dunkle Haar erscheint am Kinn, die Brüste spannen ab der Zyklusmitte stärker als früher –, andere sind Zeichen des Älterwerdens, die nicht auf die Hormone zurückzuführen sind: Die Sehschärfe nimmt ab, die Vergesslichkeit zu und durch die Haare ziehen sich Silberfäden. Auch der Grundumsatz sinkt, also die Energie, die der Körper braucht, um seine Funktionen aufrechtzuerhalten. Bei unverändertem Ernährungsverhalten kommt es so zur Gewichtszunahme.

Häufig geht die Hormonumstellung mit anderen Faktoren Hand in Hand, wie das Beispiel der Faltenbildung zeigt: So sind die Östrogene zwar mit verantwortlich dafür, wie viel Wasser in die Haut eingelagert wird, wie elastisch sie ist und wie gut sie durchblutet wird. In den Wechseljahren wird die Haut deshalb faltiger. Aber insgesamt haben die Hormone an der Faltenbildung nur einen geringen Anteil. Ob die Haut stärker oder weniger stark Falten zeigt, hängt auch von der Sonneneinstrahlung oder davon ab, ob eine Frau raucht oder nicht. Außerdem spielt die Vererbung hier eine Rolle.

Viele Frauen spüren die Wechseljahre daran, dass sich Beschwerden einstellen. Am häufigsten sind Hitzewallungen, Schweißausbrüche und Schwindel sowie eine trockene und dünnere Scheidenschleimhaut, die zu Jucken und Brennen beim Geschlechtsverkehr führen kann. Schlafstörungen und depressive Verstimmungen werden ebenfalls häufig als Signale der Wechseljahre genannt.

Nur ein Drittel der Frauen leidet unter starken Wechseljahrsbeschwerden

Auch wenn diese Beeinträchtigungen das öffentliche Bild von den Wechseljahren prägen: Längst nicht alle Frauen erleben solche Beschwerden oder leiden darunter! In repräsentativen Befragungen sagt jede dritte Frau, dass sie sich körperlich nicht beeinträchtigt fühlt, und ein weiteres Drittel gibt an, nur mäßige Beschwerden zu erleben. Lediglich ein Drittel aller Frauen in den Wechseljahren leidet unter starken Beschwerden.

Wechseljahre durch Operationen oder medizinische Therapie

Nicht alle Frauen erleben das natürliche Ende ihrer fruchtbaren Phase. Werden die Eierstöcke vor der Menopause operativ entfernt, kann der Körper kaum noch Östrogene herstellen. Eine Frau tritt dann abrupt in die Wechseljahre ein, und der Körper kann sich nicht an einen langsam sinkenden Hormonspiegel gewöhnen. Werden beide

Eierstöcke operativ entfernt, ist es dringend notwendig, die plötzlich ausbleibenden Östrogene durch Hormonpräparate zu ersetzen. Wird dagegen »nur« die Gebärmutter entfernt, stellen die Eierstöcke nach wie vor Östrogene her und eine Hormontherapie ist nicht notwendig. Allerdings bleibt die Monatsblutung bei einer entfernten Gebärmutter aus, sodass Frauen nicht anhand eines unregelmäßigeren Zyklus feststellen können, ob sie in die Wechseljahre kommen. Aber möglicherweise treten bei ihnen zwischen dem 45. und 55. Lebensjahr einige der Beschwerden auf, unter denen auch andere Frauen leiden. Aus Gründen, die bislang noch nicht vollständig geklärt sind, kommen Frauen, denen die Gebärmutter entfernt wurde, früher in die Wechseljahre.

Der Knochenstoffwechsel ändert sich

Außer den zuvor genannten Signalen gibt es noch weitere körperliche Veränderungen, die sich der eigenen Wahrnehmung entziehen. So sind Östrogene am Knochenstoffwechsel beteiligt – in welcher Weise, ist noch nicht gänzlich geklärt. Nach der Menopause wird die Knochenmasse schneller abgebaut, ein Verlust an Knochendichte ist die Folge. Frauen sind dann in erhöhtem Maße gefährdet, sich einen Knochenbruch, insbesondere des Oberschenkelhalses, zuzuziehen. In den Medien ist der Eindruck entstanden, alle Frauen seien von Osteoporose («Knochenschwund«, »Witwenbuckel«) bedroht, einfach deshalb, weil sie Frauen sind. Es gerät jedoch meist aus dem Blick, dass alleine schon deshalb mehr Frauen an Osteoporose erkranken, weil sie eine höhere Lebenserwartung haben und es deshalb mehr alte Frauen als alte Männer gibt.

... aber nicht alle Frauen bekommen Osteoporose

Wechseljahre als Krankheit oder natürliche Lebensphase?

Der Blick der Medizin und der Pharmaindustrie

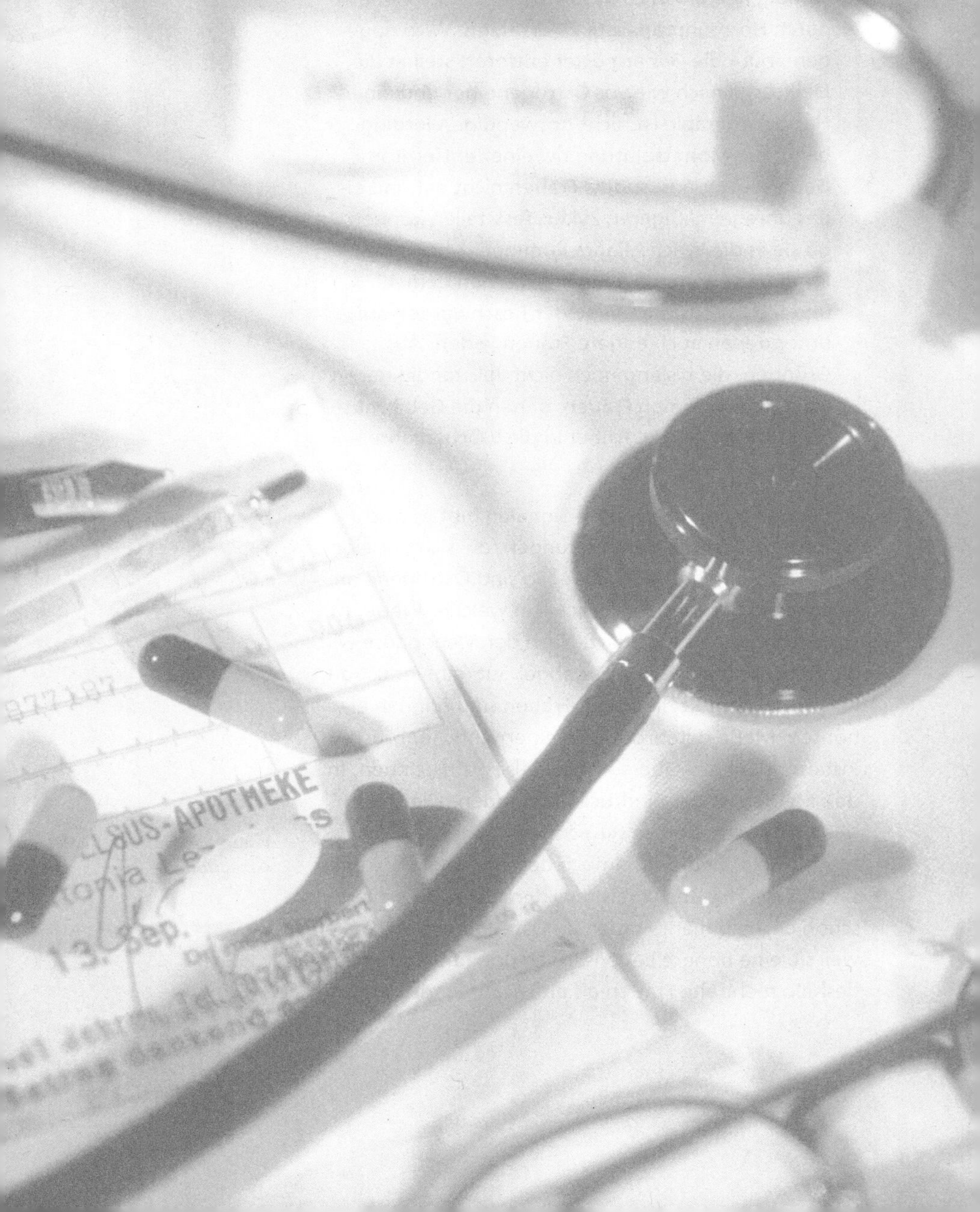

Es ist noch gar nicht so lange her, da galten Wechseljahre als eine Lebensphase, die Frauen ohne medizinische Hilfe bewältigen mussten und konnten. So erfreulich es ist, dass Frauen, die stark unter Wechseljahrsbeschwerden leiden, in der ärztlichen Praxis oder bei der Homöopathin kompetent Hilfe finden, so hat diese Entwicklung doch eine Kehrseite, denn durch die medizinischen Behandlungsmöglichkeiten von menopausalen Problemen hat sich das Bild der Wechseljahre insgesamt verändert. Zugespitzt formuliert sind die Wechseljahre eine Lebensphase geworden, die auf jeden Fall durch Ärzte und Ärztinnen begleitet werden muss – selbst dann, wenn Frauen überhaupt keine Beschwerden haben.

Ärzte sehen die Wechseljahre häufig durch eine medizinische Brille

Wie ist es zu diesem Perspektivenwechsel gekommen? Er ist eng verbunden mit der Entwicklung von Hormonpräparaten. Erst seit Mitte der 60er-Jahre wird Östrogen künstlich hergestellt und zur Linderung von Wechseljahrsbeschwerden eingesetzt. Die Hormonpräparate wurden seinerzeit euphorisch gefeiert. Das Buch von Robert Wilson, einem leidenschaftlichen Befürworter der Hormontherapie, das 1966 in Deutschland unter dem Titel »Die vollkommene Frau« (Kindler Verlag, München, 1966, Seite 17 f.) veröffentlicht wurde und weite Verbreitung fand, benennt die aus damaliger Sicht bejubelten Effekte mit klaren Worten: »Jetzt, dank neuester medizinischer Fortschritte, ist es für jede Frau möglich, sich ihren Sex-Appeal – und ihre sexuelle Aktivität – auch im höheren Alter zu erhalten. (...) Sexuelle Vollwertigkeit und sexueller Genuss bleiben durch die Behandlung der Frauen weit über ihre mittleren Jahre hinaus erhalten. Damit lösen sich viele Eheprobleme auf glückliche Weise. Jugendliche Erscheinung und Lebhaftigkeit werden dank der Östrogen-Progestin-Therapie trotz Menopause lange Zeit

In den 60er-Jahren wurden Hormone enthusiastisch als »Jungbrunnen« gefeiert

erhalten. (...) Sie sind nicht dazu verurteilt, dem Verfall ihrer Weiblichkeit hilflos zusehen zu müssen in jenen Jahren, die die besten Ihres Lebens sein müssten. Sie werden Frauen bleiben, so lange Sie leben.«

Man mag diese Worte als überschwängliche Begeisterung abtun, die der Freude über die neue Erfindung geschuldet ist. Aber reduziert man die Aussagen auf ihren Kern, bleibt ein Argument, das auch heute noch bei vielen Frauen »zieht«: Die Wechseljahre sind der Auftakt zu einer Phase körperlichen Verfalls, und die Hormone sollen – quasi als »Jungbrunnen« – die körperliche und sexuelle Attraktivität erhalten, für ein befriedigendes Liebesleben sorgen und damit Partnerschaftsprobleme beheben. Sie sollen die Haut vor Falten bewahren, die Vagina (Scheide) feucht halten und damit das Liebesleben genussreicher machen, vor diversen Krankheiten schützen, die Konzentration steigern, die dritten Zähne besser sitzen lassen und und und. Der Beweis für diese »Wunderwirkungen« steht allerdings in den meisten Fällen bis heute aus.

Die Wechseljahre werden als »Hormonmangelkrankheit« wahrgenommen

Mit dem Erscheinen der Hormone auf dem Arzneimittelmarkt änderte sich auch das Bild, das sich die Medizin von den Wechseljahren machte. Plötzlich fand sich in den medizinischen Lehrbüchern eine neue Krankheit: die Hormonmangelkrankheit oder »ovarielle Insuffizienz« (ungenügende Tätigkeit der Eierstöcke). Auch heute noch taucht dieser Begriff in einigen medizinischen Lehrbüchern auf. Es setzte sich die Vorstellung durch, dass alle Frauen von dieser Krankheit betroffen sind und mit Hormonpräparaten behandelt werden müssen. Die Logik schien einleuchtend: Wenn Frauen unter Hormonmangel leiden, muss dieser Mangel ausgeglichen werden – mit der so genannten Hormonersatztherapie.

»Hormonersatztherapie« – Ein Begriff, der in die Irre leitet

Die Verordnung von Östrogenen oder Östrogen-/Gestagenkombinationspräparaten wird in der Regel als »Hormonersatztherapie« bezeichnet. Frauengesundheitswissenschaftlerinnen haben diese Wortwahl kritisiert: Der Begriff »Ersatz« betont, dass es sich bei den Wechseljahren um einen Mangelzustand handelt, der durch Hormonpräparate ausgeglichen werden muss. In einigen Büchern wird eine Parallele zum Diabetes mellitus (»Zuckerkrankheit«) gezogen: Die Bauchspeicheldrüse produziert zu wenig oder gar kein Insulin, das deshalb in Tablettenform eingenommen oder gespritzt werden muss. Aber dieser Vergleich hinkt, denn das Leben einer Frau ist durch die geringeren Mengen Östrogen, die der Körper in und nach den Wechseljahren produziert, anders als beim Diabetes mellitus, nicht bedroht. Und: Bei einem Mangel an Insulin tritt *immer* die Erkrankung auf, während nur der kleinere Teil der Frauen mit niedrigem Östrogenspiegel an starken Wechseljahrsbeschwerden leidet. Kritische Medizinerinnen benutzen deshalb den Begriff »Postmenopausale Hormontherapie«. Aus Gründen der besseren Lesbarkeit verwenden wir den Begriff »Hormontherapie«.

Der Begriff »Hormonersatztherapie« betont den medizinischen Blick auf die Wechseljahre

Um keine Missverständnisse aufkommen zu lassen: Nicht alle Ärztinnen und Ärzte teilen diese Sicht, vielmehr gibt es etliche, die Frauen kompetent begleiten, einen Blick auf ihre Lebensbedingungen werfen und nicht zu schnell zum Rezeptblock greifen. Solche Ärztinnen und Ärzte sind leider immer noch zu selten;

einige von ihnen haben sich im Arbeitskreis Frauengesundheit in Medizin, Psychotherapie und Gesellschaft (AKF) zusammengeschlossen (☞ Seite 135). Und natürlich können Frauen mit Wechseljahrsbeschwerden durchaus zum Arzt oder zur Ärztin gehen. Der ausschließliche Blick durch die »medizinische Brille« führt jedoch dazu, dass die Wechseljahre selbst dann als Krankheit wahrgenommen werden, wenn Frauen sie anders erleben. So kann das Spektrum der Möglichkeiten, mit den Wechseljahren umzugehen, nicht ausgeschöpft werden.

Durch die Hormoneinnahme steigt das Krebsrisiko

Die Zahl der Frauen, die Hormone einnahmen, stieg stetig an, bis Mitte der 70er-Jahre zwei wissenschaftliche Studien unabhängig voneinander den Verdacht erhärteten, dass sich durch die Einnahme von Östrogenen das Risiko für Gebärmutterkrebs erhöht, denn die dauernde Östrogenwirkung kann zu übermäßigen Wucherungen der Schleimhaut der Gebärmutter führen. Dieses Risiko kann reduziert werden, indem den Östrogenen Gestagene (künstlich hergestelltes Gelbkörperhormon) beigegeben werden, die, eingenommen in der zweiten Zyklusphase, dafür sorgen, dass die Gebärmutterschleimhaut abgebaut wird. Nur Frauen, denen die Gebärmutter entfernt wurde, dürfen Hormonpräparate einnehmen, die ausschließlich Östrogen enthalten.

Aber schon bald stand ein neuer Verdacht im Raum: dass durch die Hormone das Risiko für Brustkrebs steigt. Die Zahl der Frauen, die bereit waren, Hormone einzunehmen, ging daraufhin zurück – obwohl die Befürworter der Hormontherapie nicht müde wurden, die Unbedenklichkeit zu betonen: »Die Ansicht, das Östrogen sei ein Faktor in der Krebsentstehung, ist als vollkommen falsch bewiesen worden. Im Gegenteil: alles deutet darauf hin, dass das Östrogen krebsvorbeugend wirkt«, äußerte zum Beispiel der zuvor erwähnte Robert Wilson (a.a.O.). Neuere wissenschaftliche Studien zeigen aber, dass das Risiko für Brustkrebs bei einer kombinierten Eingabe von Östrogenen und Gestagenen tatsächlich erhöht ist.

Die Hoffnung der 80er-Jahre: Hormone zur Prävention altersbedingter Erkrankungen

Das Blatt wendete sich für die Pharmaindustrie in den 80er-Jahren, denn plötzlich machten die Forscher eine Entdeckung, die die Hormonhersteller geschickt zu vermarkten wussten: Sie vermuteten, dass die Östrogene nicht nur Wechseljahrsbeschwerden lindern, sondern auch vor gefürchteten Volkskrankheiten schützen können, allen voran Osteoporose, Herz-Kreislauf-Krankheiten und Demenzerkrankungen (Alzheimer). Ob die Medikamente tatsächlich prophylaktisch wirken, ist aber äußerst umstritten (☞ Kapitel 6).

Für die Pharmaindustrie war diese Entdeckung ein Glücksfall, denn endlich gab es wieder gute Argumente, die Hormone zu verschreiben. Und: Durch die Ausweitung der Zielgruppe können viel mehr Rezepte ausgestellt werden. Denn nicht mehr nur die Frauen mit Wechseljahrsbeschwerden sind potenzielle Kandidatinnen für die Präparate, sondern prinzipiell *alle* älter werdenden Frauen, nur *weil sie Frauen* sind und deshalb ein vermeintlich höheres Risiko für Herz-Kreislauf-Krankheiten, Osteoporose und Alzheimer tragen. Hinzu kommt: Wenn die Hormone Hitzewallungen und Schweißausbrüche lindern sollen, dann reicht es aus, sie für einen begrenzten Zeitraum (etwa ein bis zwei Jahre) einzunehmen; werden sie zur Prophylaxe eingesetzt, müssen Frauen sie dagegen bis an ihr Lebensende einnehmen.

Die Pharmaindustrie verdient gut an den Hormonverordnungen

Es geht um ein Riesengeschäft für die Pharmaindustrie. Jährlich werden in Deutschland Hormonpräparate für Frauen in den Wechseljahren im Wert von etwa 430 Mio. Euro an Patientinnen verschrieben, die in der gesetzlichen Krankenkasse sind; Sexualhormone stehen damit auf Platz 11 der am häufigsten verordneten Medikamente. Aus Sicht der Pharmaindustrie ist der Markt aber noch längst nicht ausgeschöpft, denn bisher nimmt nur gut jede dritte Frau zwischen 50 und 70 Jahren Hormone ein. Dass die Arzneimittelhersteller mit ihren Medikamenten Geld verdienen wollen, ist nicht weiter verwunderlich, bemerkenswert ist allerdings, dass sie sich mit ihren Ansichten bei den Ärzten und Ärztinnen und auch bei den Frauen durchsetzen.

Und die Männer? Von der Midlifecrisis zur Andropause

Der alternde Mann wird als Patient »entdeckt«

Bislang hatten die Männer eine Midlifecrisis: In der Lebensmitte stellten sie die Sinnfrage, häufig verbunden mit einer Unzufriedenheit in Beruf und Partnerschaft. Die Bewältigungsmöglichkeiten dieser Lebenskrise waren so vielfältig wie es Männer- (und Frauen-) Leben nun mal sind. Neuerdings wird diese Lebensmitte auch bei Männern unter einer medizinischen Perspektive betrachtet, die biologischen Veränderungen rücken in den Vordergrund und die Körpervorgänge werden als nicht normal betrachtet. Kurz: Die Medizin und die Pharmaindustrie sind auf der Suche nach einer neuen Patientengruppe. Es mehren sich die wissenschaftlichen Tagungen und Bücher zum Thema »Wechseljahre des Mannes«, ein neues Krankheitsbild wird erfunden, das »Klimakterium virile«, die »Andropause« oder der »Androgenmangel des älteren Mannes«. In den einschlägigen Büchern werden Befindlichkeitsstörungen von Männern wie nachlassende Tatkraft, Reizbarkeit, verminderte Lust auf Sex sowie Schlafstörungen in einen ursächlichen Zusammenhang mit einem erniedrigten Testosteronspiegel gebracht, unter dem 15 bis 20 % der Männer über 50 leiden sollen. Psychologische und soziale Erklärungen für diese Symptome bleiben weitgehend ausgeblendet. Wen wundert es da, dass zur Behandlung eine Hormontherapie entwickelt wurde, für die sich zum Glück noch nicht allzu viele Männer begeistern lassen?

Der Blick zurück auf die Geschichte der künstlichen Hormone in den letzten 50 Jahren zeigt, wie eng unsere individuelle Vorstellung, von dem, was in dieser Lebensphase geschieht und was »natürlich« ist, durch Entwicklungen in anderen Bereichen beeinflusst wird. Die Tatsache, dass es plötzlich Mittel gab, um Wechseljahrsbeschwerden zu lindern, hat dazu geführt, dass die Wechseljahre als medizinisches Problem wahrgenommen werden. Frauen sind aus medizinischer Sicht ein »wandelndes Risiko«, das aber durch die Einnahme von Hormonen reduziert werden kann.

Psychologische und soziale Faktoren werden in der medizinischen Perspektive ausgeklammert

Die Wechseljahre werden dramatisiert und auf die biologischen Prozesse reduziert. So entstehen Ängste und Verunsicherungen. Kulturelle, soziale und psychologische Faktoren spielen in dieser Perspektive ebenso wenig eine Rolle wie die Lebensumstände der Frauen. Diese werden aber gerade von den Frauen selbst häufig betont (☞ Kapitel 3).

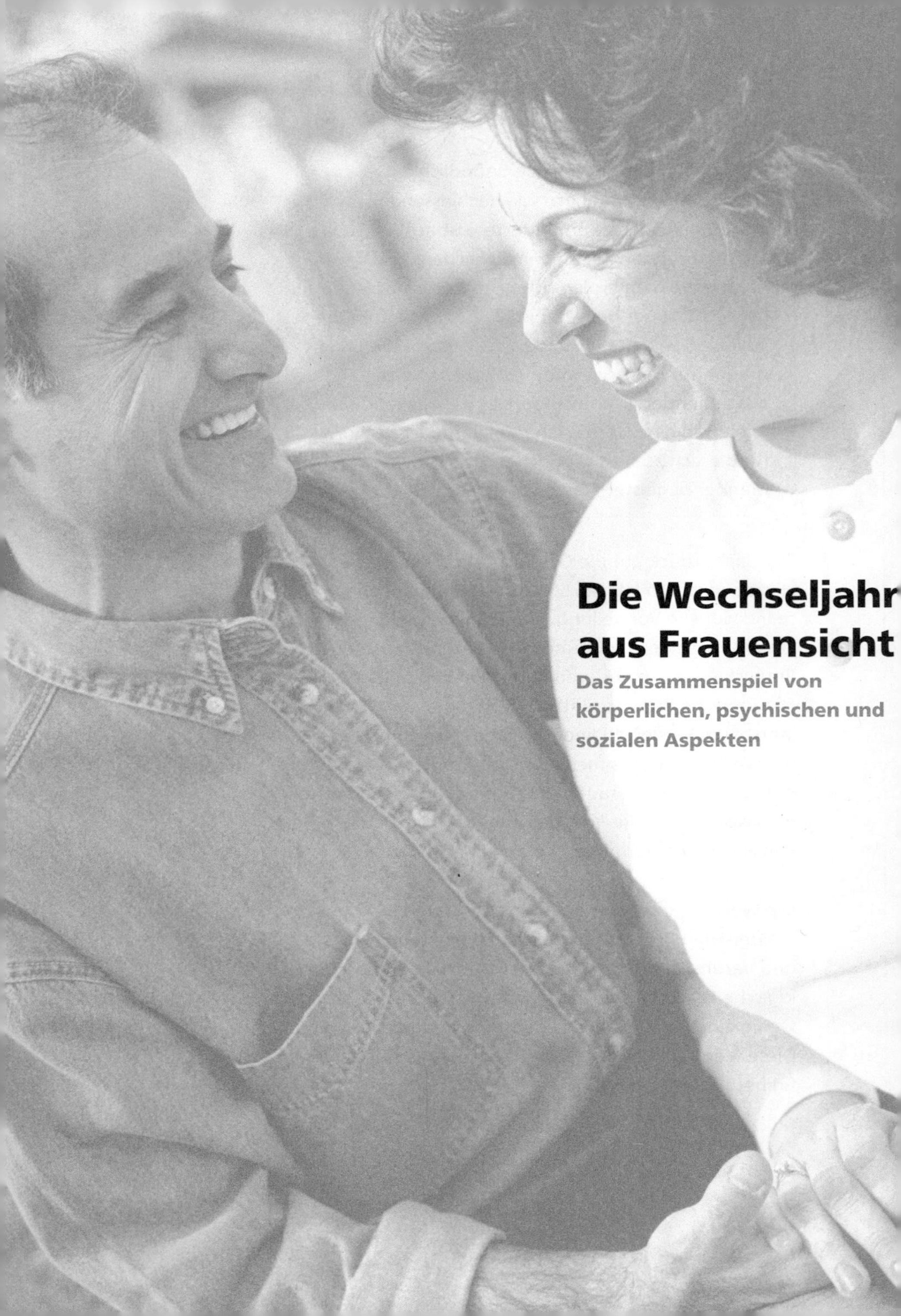

Die Wechseljahr aus Frauensicht

Das Zusammenspiel von körperlichen, psychischen und sozialen Aspekten

Bis vor einigen Jahren war wenig darüber bekannt, wie Frauen selbst die Wechseljahre bewerten, welche Facetten ihnen wichtig sind, wie körperliche, psychische und soziale Faktoren aus ihrer Sicht ineinander greifen und wie sie die körperlichen Beschwerden erleben. Zwar gab es in den USA einige Studien, deren Ergebnisse lassen sich aber nicht so ohne weiteres auf deutsche Frauen übertragen (☞ Kapitel 4). Mittlerweile existieren ein paar Befragungsstudien, die mit Frauen in Deutschland durchgeführt wurden. Auf diese werden wir uns im Folgenden stützen, wenn wir Frauen und ihr Erleben der Wechseljahre in den Vordergrund rücken.

3

Es gibt nur wenige Studien zum Erleben der Wechseljahre deutscher Frauen

Deutsche Studien zum Erleben von Frauen in den Wechseljahren

Dr. Beate Schultz-Zehden hat 1993 in ihrer Doktorarbeit 230 Berliner Frauen im Alter zwischen 45 und 55 Jahren anhand eines Fragebogens befragt (Schultz-Zehden, B.: Körpererleben im Klimakterium. München). Da diese Studie nicht repräsentativ war, schloss sie 1996 eine bundesweite Repräsentativstudie an, in der 1 038 Frauen im Alter zwischen 50 und 70 Jahren teilnahmen (Schultz-Zehden, B.: FrauenGesundheit in und nach den Wechseljahren. Gladenbach).

Das BIPS, Bremer Institut für Präventionsforschung und Sozialmedizin, befragte ebenfalls 1996 eine repräsentative Stichprobe von 718 Bremerinnen zwischen 30 und 74 Jahren, hierunter 264 Frauen zwischen 46 und 60 Jahren. Diese Befragung gibt unter anderem Auskunft zu den typischen Wechseljahrsbeschwerden und zu den wichtigsten Veränderungen in den Wechseljahren (BIPS – Bremer Institut für Präventionsforschung und Sozialmedizin: Befragung »FrauenLeben Gesundheit«, Bremen).

Viele Frauen sehen den Wechseljahren mit gemischten Gefühlen entgegen

Die Wechseljahre werden ganz unterschiedlich wahrgenommen. Während für einige Frauen das Leben in ruhigen Bahnen weitergeht, erleben andere wahre Turbulenzen. Für die meisten Frauen sind sie eine Lebensphase, die sie mit gemischten Gefühlen erleben: Einerseits sind sie neugierig auf diesen Lebensabschnitt, andererseits aber auch unsicher und irritiert. Die Frauengeneration, die jetzt in die Wechseljahre kommt, zählt zur 68er-Generation. Sie haben für das Selbstbestimmungsrecht von Frauen über den eigenen Körper gekämpft und wollen vielfach auch in den Wechseljahren Verantwortung für diese Lebensphase übernehmen.

Phasen der Neugier auf die Veränderungen und des Optimismus, diese Lebensphase gut zu bewältigen, können mit Zeiten wechseln, in denen alles über den Kopf zu wachsen droht und die Beschwerden kaum erträglich sind. Viele Frauen, die geglaubt haben, ihr Leben »fest im Griff« zu haben, müssen entdecken, dass sich der Körper ohne eigenes Zutun ändert und dass sich vielleicht Beschwerden einstellen, mit denen sie nicht gerechnet haben.

Vor allem die Unkontrollierbarkeit des Verlaufs und die Unberechenbarkeit der Signale machen vielen Frauen zu schaffen: Beschwerdefreie Zeiten wechseln sich mit Phasen ab, in denen Frauen sich beeinträchtigt fühlen, und die Symptome, ihre Intensität und Dauer sind sehr variabel und wenig beeinflussbar. Auch die Tatsache, dass die Regel auf einmal unregelmäßiger kommt, irritiert manche Frauen, denn dadurch wird deutlich, wie sehr die Menstruation den Lebensrhythmus prägte.

> *«Das Schlimmste an meinem Zustand ist, dass ich die Kontrolle über mein Leben verloren habe. Nichts funktioniert mehr so, wie ich es möchte. Dabei hatte ich immer alles so gut im Griff.«*

Renate Daimler: »Lust auf 50. Frauen am Wendepunkt«, Seite 165, © 1999 Deuticke Verlagsgesellschaft, Wien und München

3

Positive und negative Veränderungen in verschiedenen Lebensbereichen halten sich häufig die Waage

Der Wechsel zwischen guten und schlechten Phasen im Erleben der Wechseljahre ist normal und hängt unter anderem damit zusammen, dass sich nicht nur auf der körperlichen Ebene etwas ändert, sondern dass Frauen auch in anderen Lebensbereichen positive oder negative Überraschungen erfahren. Wie vielfältig die Veränderungen sind, zeigt die zuvor zitierte Bremer Befragung. Auf die Frage »Welches sind bzw. waren für Sie persönlich die wichtigsten Veränderungen im zeitlichen Zusammenhang mit den Wechseljahren?« antworteten sie zum Beispiel:

- aufsteigende Hitze
- Schlappheit
- Haare werden grau
- in den Wechseljahren verlor ich meine Migräneanfälle
- Sexualität besser ausleben zu können
- keine Angst mehr, schwanger zu sein
- weniger Spaß am Sex
- Gefühl von Freiheit
- zweite Eheschließung
- mehr Ruhe und Distanz zum täglichen Kleinkram
- Verlust des Arbeitsplatzes.

Positive und negative Veränderungen halten sich bei vielen Frauen die Waage. Bemerkenswert ist auch, dass jede vierte Frau berichtet, keine besonderen Veränderungen erlebt zu haben. Lediglich das Ausbleiben der Regelblutung nehmen sie als Signal der Wechseljahre wahr.

Körper, Psyche und soziales Umfeld stehen in Wechselbeziehung

Auch wenn im Folgenden verschiedene Facetten im Erleben der Wechseljahre getrennt voneinander dargestellt sind, ist es wichtig, im Auge zu behalten, dass Körper, Psyche und soziales Umfeld eng zusammenhängen und sich wechselseitig positiv wie negativ verstärken können: Wenn Sie frisch verliebt sind, nehmen Sie die Hitzewallungen leichter, als wenn Sie sich um Ihren Arbeitsplatz sorgen. Dann können die Wechseljahrsbeschwerden der Tropfen sein, der das Fass zum überlaufen und Sie an den Rand der Kräfte bringt.

Sexualität in den Wechseljahren

Frauen unterscheiden sich stark in ihren sexuellen Bedürfnissen und Aktivitäten, und auch im individuellen Lebenslauf ändern sich häufig die sexuellen Wünsche, aus ganz unterschiedlichen Gründen. So nimmt die Lust auf Sex vielleicht nach der Geburt eines Kindes zunächst ab, während sie steigt, wenn wir einen neuen Liebhaber oder eine Liebhaberin kennen lernen. Plagen Sorgen oder Stress, besteht weniger Interesse am Geschlechtsverkehr als in entspannten, ruhigen und glücklichen Zeiten.

Sexuelle Aktivität ändert sich aus verschiedenen Gründen

Auch in den Wechseljahren ändert sich für viele Frauen die sexuelle Aktivität, die Lust am »traditionellen« Geschlechtsverkehr nimmt häufig ab. Die Gründe hierfür sind vielfältig. Sie reichen von sexueller Unlust über Schmerzen beim Geschlechtsverkehr, weil die Scheidenhaut dünner geworden ist und leichter einreißt, bis hin zu eigenen gesundheitlichen Problemen, eingeschränkter Gesundheit des Partners oder Langeweile mit ihm. Einige Frauen gestehen sich in den Wechseljahren ein, dass sie schon lange kein Vergnügen mehr beim Sex empfinden und nehmen die Menopause zum Anlass, sich aus einer sexuell unbefriedigenden Beziehung zurückzuziehen.

Viele Frauen genießen den unbeschwerten Sex

Dieser Gruppe von Frauen, die ihre sexuellen Aktivitäten verringern, steht eine zweite Gruppe gegenüber, bei denen es gerade umgekehrt ist. Die Frauen genießen den Sex viel unbeschwerter, da sie sich nicht mehr um die Verhütung kümmern müssen. Sie fühlen sich befreit und können ihre sexuellen Wünsche sorglos ausleben.

Die Wechseljahre als Chance, die sexuelle Beziehung zum Partner neu zu bestimmen

Eine dritte Gruppe von Frauen nimmt die Wechseljahre zum Anlass, die Beziehung zum Partner oder zur Partnerin zu überdenken und auf neue Füße zu stellen. So nehmen viele Frauen Veränderungen in der körperlichen Reaktion auf Küsse, Zärtlichkeiten und Berührungen wahr: Die Scheide wird langsamer feucht als früher und die Zeit verlängert sich vielleicht, bis sie zum Höhepunkt kommen. Diese Veränderungen passen durchaus zu jenen beim männlichen Partner: Ältere Männer brauchen häufig länger, bis sie eine Erektion bekommen, und leichter als früher macht der Penis zwischendurch »schlapp«. Viele Paare lassen sich hierdurch zu einer Veränderung im Sexualleben anregen: Sie genießen die Langsamkeit, die in der sexuellen Beziehung Einzug halten kann und vielleicht den Genuss verlängert, und sie entdecken für sich neue sexuelle Spielarten. Manche Paare hingegen leiden sehr unter den Auswirkungen der körperlichen Veränderungen auf das Sexualleben. Ein Beratungsgespräch zum Beispiel bei Pro Familia (☞ Seite 135) kann hier sehr hilfreich sein.

Körperliche Beschwerden in den Wechseljahren

Die Beschwerden ändern sich im Verlauf der Wechseljahre

Verschiedene internationale Studien zeichnen das gleiche Bild: Ein Drittel aller Frauen durchlebt die Wechseljahre beschwerdefrei, nimmt vielleicht sogar die Signale als positive Zeichen für eine Phase des Wachstums, der Reife und der Veränderung. Ein Drittel gibt an, leichte bzw. mäßige Beschwerden zu erleben und nicht alle körperlichen Veränderungen werden negativ bewertet, mitunter legen sich »alte« Beschwerden sogar. Nur ein Drittel ist stark von Wechseljahrsbeschwerden beeinträchtigt. Besonders häufig sind Hitzewallungen und Schweißausbrüche, Schlafstörungen, Trockenheit der Schleimhäute und Harnwegsbeschwerden.

Verschiedene Studien zeigen, dass sich die Symptome in der Prämenopause, also in der Phase der starken hormonellen Schwankungen, von denen in der Postmenopause unterscheiden, wenn also die Regelblutung aufgehört und der Hormonspiegel sich wieder eingependelt haben. Stimmungsschwankungen und Schlafstörungen sind typische Symptome der Prämenopause, die mit dem Ende der Regelblutung meist nachlassen. Viele Frauen, die erstmals diese Symptome erleben, plagt der Gedanke daran, dass sie von nun an bis ans Ende ihres Lebens von diesen Beschwerden beeinträchtigt werden. Aber so, wie sich die Stimmungsschwankungen in der Pubertät gelegt haben, gehen auch diese Signale der Wechseljahre vorüber. Andere Symptome, die stärker mit einem geringeren Östrogenspiegel zusammenhängen, zum Beispiel Trockenheit der Vagina, bleiben hingegen bestehen.

Im Folgenden werden wir einige der häufigsten Wechseljahrsbeschwerden beschreiben, unter denen Frauen leiden *können*, aber nicht *müssen*. Manche Frauen beobachten nur eines dieser Symptome, andere fühlen sich gleich von mehreren Beschwerden beeinträchtigt. Wie Sie diese lindern können, erfahren Sie in Kapitel 5.

Unsere Liste ist keinesfalls vollständig. Möglicherweise erleben Sie die Wechseljahre ganz anders. Vielleicht frösteln Sie oder Ihr Puls beschleunigt sich plötzlich? Oder Ihre Haut kribbelt? Vielleicht erleben Sie ungewohnte Wutausbrüche oder Sie neigen plötzlich zu Panikattacken? Manche Frauen berichten auch von Gelenk- und Muskelbeschwerden. Auch dies können alles Symptome der Wechseljahre sein. Falls Sie diese beunruhigen, beraten Sie sich mit einem Arzt oder einer Ärztin.

Hitzewallungen, Schweißausbrüche und Schwindelgefühl

Hitzewallungen sind bei Frauen unseres Kulturkreises die häufigsten Beschwerden; etwa ein Drittel der Frauen leidet nach der repräsentativen Studie von Schultz-Zehden (☞ Seite 29) unter leichten, ein Drittel unter starken Hitzewallungen (das heißt aber auch, dass ein Drittel der Frauen in den Wechseljahren keine Hitze-

Der Hitzewallung folgt oft ein Schweißausbruch, dem sich ein Frösteln anschließt

wallungen erlebt): Einem plötzlichen Hitzegefühl, das sich von der Brust über den Hals bis in den Kopf und die Oberarme ausbreitet, folgen meist Schweißausbrüche, manchen Frauen wird schwindelig. Es können rote Flecken auf der Haut auftreten. Viele Frauen frösteln im Anschluss daran. Die meisten Frauen empfinden nicht die Wallung selbst als unangenehm, sondern dass sie nach einem Schweißausbruch »im Wasser stehen«. Manche Frauen erleben im Zusammenhang mit den Wallungen zudem ein heftiges, aber harmloses Herzklopfen.

Wie die Hitzewallungen entstehen und ob sie allein durch die hormonellen Umstellungen verursacht sind, ist wissenschaftlich umstritten. Wahrscheinlich beeinflussen die Östrogene das temperaturregulierende Zentrum im Gehirn; dieses gerät in den Wechseljahren aus dem Gleichgewicht, sodass die Blutgefäße weiter gestellt werden.

Zusammenhang zwischen Wallungen und Hormonen ist ungeklärt

Sind die Hormone an allem Schuld?

Fast alle körperlichen und die meisten psychischen Veränderungen werden ursächlich mit dem sinkenden Östrogenspiegel in Verbindung gebracht. Das scheint zunächst plausibel: Die Hormonschwankungen haben einen Einfluss auf die Wärmeregulation, deshalb weiten sich die Blutgefäße und es entstehen Hitzewallungen. Nimmt eine Frau Hormonpräparate in den Wechseljahren ein, so werden die Wallungen geringer. Dennoch ist ein direkter Zusammenhang zwischen dem Östrogenspiegel und den verschiedenen Beschwerden nicht so eindeutig, wie man vermuten könnte. Auch in anderen Lebensphasen, zum Beispiel wenn ein Kind gestillt wird, ist der Östrogenspiegel niedrig oder schwankt – trotzdem treten selten Hitzewallungen auf. Und wie erklärt es sich, dass 30 % der Frauen mit einem niedrigen Östrogenspiegel *nicht* unter Beschwerden leiden? Es lohnt sich also, zur Linderung der Beschwerden auch andere Möglichkeiten als Hormonpräparate ausprobieren!

Häufigkeit und Stärke der Hitzewallungen sind unterschiedlich

Die Häufigkeit von Hitzewallungen kann ganz unterschiedlich sein, auch die Stärke unterscheidet sich von Frau zu Frau: Die Wallungen können wenige Sekunden oder eine Stunde anhalten. Die Phase, in denen Frauen Hitzewallungen erleben, ist ebenfalls sehr variabel; sie kann einige Wochen bis zu mehreren Jahren dauern. Bei vielen Frauen wechseln sich Phasen starker Hitzewallungen mit solchen Phasen ab, in denen die Wallungen kaum auftreten.

Hitzewallungen werden als besonders unangenehm erlebt, wenn sie in der Öffentlichkeit geschehen: Im stillen Kämmerlein sind sie vielleicht noch zu ertragen und es stört sich niemand daran, wenn Sie die Fenster aufreißen und sich entkleiden; im Arbeitsleben ist es hingegen häufig schwerer, gelassen damit umzugehen.

Für manche Frauen sind die Hitzewallungen nicht nur nicht störend, sie erleben sie sogar als positive Energiewelle, die sie in Schwung bringt und ihnen Kraft gibt; für manche sind die Wechseljahre deshalb »die heißesten Jahre im Leben einer Frau«.

»Ich mag meine Wallungen. Dieses Gefühl, wenn die Hitze in mir hochsteigt und alles verbrennt, was nicht wichtig ist. Dann muss ich mich, ob ich will oder nicht, mit mir selbst beschäftigen, weil alles andere in den Hintergrund tritt (...) Dann bin ich nur Hitze und habe das Gefühl, dass ich meinen Körper so intensiv spüre wie nie zuvor.«

R. Daimler, a.a.O., Seite 23

Hitzewallungen lassen sich auch positiv bewerten

Der Begriff »fliegende Hitze«, der in vielen Gegenden gleichbedeutend mit »Hitzewallungen« benutzt wird, zeigt die Doppeldeutigkeit. Einerseits meint er das Phänomen, dass die Wallungen »angeflogen« kommen – unkalkulierbar und meist ebenso schnell vorbei wie sie gekommen sind. Andererseits fühlen sich einige Frauen wie »abgehoben«: Die innere Energie kehrt sich nach außen, Körper und Geist geraten in Bewegung. Für manche Frauen sind die Hitzewallungen das Symbol dafür, dass das Leben durcheinander und in Bewegung geraten ist und dass sie vital und voller Energie sind. Für sie liegt der Sinn der Wechseljahre darin, diese Energie zu spüren und Kanäle zu finden, in die sie fruchtbar gelenkt werden kann.

Trockenheit der Schleimhäute und Harnwegsbeschwerden

Durch den Rückgang der Östrogenproduktion werden die Schleimhäute der Vagina dünner. Etwa ein Viertel der Frauen spürt, dass sich die Scheide trocken anfühlt und beim Sex langsamer feucht wird. Diese Veränderungen können mit einem erhöhten Juckreiz, mit einer höheren Anfälligkeit für Scheidenentzündungen sowie mit Schmerzen beim Geschlechtsverkehr einhergehen, insbesondere dann, wenn Frauen unbefriedigenden Geschlechtsverkehr haben. Häufig entsteht ein Teufelskreislauf: Frauen haben Angst, in den Wechseljahren beim Sex nicht mehr genügend feucht zu werden; die Angst davor trübt den Genuss am Sex wiederum so, dass die Vagina tatsächlich weniger feucht wird. Dass diese Angst aber unbegründet ist, zeigt sich spätestens dann, wenn Frauen sich ihren sexuellen Phantasien hingeben, sich selbst befriedigen, einen neuen Liebhaber oder eine Liebhaberin haben oder mit ihrem Partner, ihrer Partnerin lustvolleren Sex entdecken.

Die Vagina fühlt sich trockener an

Auch die Augenbindehäute werden trockener: Kontaktlinsen werden schlechter vertragen. Ebenso verändern sich die Schleimhäute der Blase und der Harnwege, sie werden dünner und empfindlicher. Häufige Blasenentzündungen können die Folge sein. Der Beckenboden verliert an Spannung, sodass es bei Belastungen der Blase (z. B. beim Niesen, Lachen, Husten oder Hüpfen) zu einem Harnabgang kommen kann (Inkontinenz).

Schleimhäute der Blase und Harnwege werden dünner

Schlafstörungen

Etwa die Hälfte der Frauen berichtet in den Wechseljahren über Schlafstörungen. Die direkte Ursache liegt selten in der Hormonumstellung selbst. Vielmehr sind die Schlafstörungen meist die Folge von nächtlichen Hitzewallungen. Wird der Schlaf immer wieder unterbrochen, kann chronische Müdigkeit die Folge sein.

Schlafstörungen sind häufig ein altes Problem

In manchen Fällen sind die Schlafstörungen auch ein »altes« Problem, das vielleicht in den Wechseljahren erneut auftritt, weil Sie sich mit neuen/alten Problemen beschäftigen, die Ihnen im wahrsten Sinne des Wortes den Schlaf rauben.

> *»Wenn Du nicht mehr schlafen kannst, hört sich alles auf. Dann triffst Du keine Menschen mehr, die Dir egal sind, weil Du sie nicht erträgst. Dann hast Du keinen Sex mehr, nur weil Du zu feige bist, Nein zu sagen. Dann wird alles pur. Der Schlafmangel erfordert eine Achtsamkeit, die mit nichts vergleichbar ist.«*

R. Daimler, a.a.O., Seite 159

Psychische und soziale Veränderungen in den Wechseljahren

Welche Faktoren tragen dazu bei, wie Frauen die Wechseljahre erleben? Lange Zeit hatte sich die Vorstellung durchgesetzt, dass vor allem biologische Faktoren dafür verantwortlich sind, dass einige Frauen stärker, andere weniger stark unter körperlichen Beschwerden leiden. Diese Sichtweise hat sich auch deshalb in den Vordergrund gedrängt, weil sich vor allem die Medizin mit den Wechseljahren beschäftigt hatte (☞ Kapitel 2). Inzwischen haben sich aber auch Psychologinnen, Soziologinnen, Pädagoginnen, Kulturwissenschaftlerinnen sowie Vertreter und Vertreterinnen anderer Fächer mit den Wechseljahren befasst und einige interessante Zusammenhänge aufgedeckt.

Denn viele Faktoren tragen dazu bei, wie die Wechseljahre erlebt werden: Die erbliche Veranlagung und die gesundheitliche Situation sind ebenso wichtig wie der Lebensstil (Ernährung, Bewegung) und die Lebenssituation (Arbeitssituation, Leben mit oder ohne Kinder, sexuelle Orientierung) sowie die Einstellung zum Körper und zum Älterwerden, die stark von gesellschaftlichen Bewertungen geprägt sein kann.

Eine positive Einstellung macht den Weg durch die Wechseljahre leichter

Verschiedene Studien zeigen, dass es eine enge Verbindung zwischen Erwartungen und Gedanken einerseits und dem Erleben von Wechseljahrsbeschwerden andererseits gibt. So leiden vor allem jene Frauen besonders stark unter Beschwerden, die vor der Menopause sehr negativ gegenüber den Wechseljahren eingestellt waren. Wenn Sie glauben, mit 50 Jahren zum alten Eisen zu gehören, werden Sie die Signale der Wechseljahre viel stärker wahrnehmen und negativer bewerten, als wenn Sie davon ausgehen, dass die Wechseljahre Wachstumsjahre sind und Sie mit jedem Jahr an Reife, Humor und Lebenskompetenz gewinnen. Es scheint so, als ob eine positive Einstellung und Neugier Frauen Gelassenheit geben und mit der Fähigkeit einhergehen, den Beschwerden nicht allzu viel Aufmerksamkeit zu schenken bzw. ihnen sogar etwas Positives abzugewinnen.

Aber Vorsicht: Wir wollen hieraus keinen Wettbewerb machen und schon gar nicht den Frauen, die stark unter Beschwerden leiden, den schwarzen Peter zuschieben, nach dem Motto »Hättest du eine positivere Einstellung, würdest du nicht so leiden!« Viele Frauen sind enttäuscht, dass sie doch von den Beschwerden »erwischt« werden, obwohl sie den Wechseljahren gegenüber positiv eingestellt waren. *Nicht alles ist machbar und gestaltbar,* und manches Mal schlagen uns das Unterbewusstsein und die Biologie ein Schnippchen.

Der Austausch mit anderen hilft in den Wechseljahren

Auch die soziale Unterstützung ist ein Schutzfaktor: Frauen, die sich in ihrem sozialen Netz gut aufgehoben fühlen, die Freundinnen und Vertraute haben, von denen sie sich geliebt und wertgeschätzt fühlen und mit denen sie sich bei Problemen aller Art beraten können, berichten seltener über schwere Wechseljahrsbeschwerden. Frauen, die sich mit anderen austauschen können, leiden weniger – weil sie sich ihren Kummer von der Seele reden können, weil sich die Beschwerden relativieren und weil praktische Tipps und Ratschläge ausgetauscht werden.

Und schließlich trägt das eigene Bild vom Frau-Sein und von Weiblichkeit dazu bei, wie sehr Wechseljahrsbeschwerden sich bei Frauen bemerkbar machen: Frauen, die ein traditionelles Frauenbild haben, die sich sehr stark mit der Mutterrolle identifizieren und nicht berufstätig sind, geben in vielen Studien an, von Wechseljahrsbeschwerden stärker betroffen zu sein. Das heißt nicht, dass jede Frau, die sich für die Mutterrolle und gegen eine Berufstätigkeit entschieden hat, zwangsläufig unter Wechseljahrsbeschwerden leidet, aber es zeigt, dass Lebensumstände und psychologische Faktoren eine wichtige Rolle im Erleben der Wechseljahre spielen.

Die Verbindung zwischen Körper, Psyche und sozialem Umfeld zeigt sich auch darin, dass die Veränderungen in den Wechseljahren nicht auf den körperlichen

Bereich beschränkt bleiben: Etwa ein Drittel aller Frauen in den Wechseljahren berichtet über Stimmungsschwankungen, einige fühlen sich durch depressive Verstimmungen belastet oder sind besonders reizbar und ängstlich. Viele Frauen fühlen sich erschöpft und schlapp, sie können sich schlecht motivieren, fühlen sich innerlich leer und haben das Gefühl, sich nicht mehr gut konzentrieren zu können (Gefühle, die übrigens auch viele Männer in der Lebensmitte äußern).

In der Lebensmitte wird Bilanz gezogen

Eigentlich ist es nicht verwunderlich, dass auf der psychischen Ebene in dieser Zeit einige Turbulenzen auftreten: Die Wechseljahre fallen häufig in eine Lebensphase, in der sich in der näheren Umwelt vieles verändert oder in der das bisherige Leben einer kritischen Bilanz unterzogen wird: Wo stehe ich? Was habe ich erreicht? Haben sich alte Lebenspläne erfüllt oder ist alles anders gekommen, als ich es mir erhofft und erträumt habe? Die Antwort auf diese Fragen fällt in der Regel gemischt aus: In vielen Bereichen stehen Frauen dort, wo sie stehen wollen. 70 % der Frauen, die von Beate Schultz-Zehden befragt wurden, gaben an, dass sich ihre Lebensträume erfüllt haben. Diese Frauen sind stolz auf das, was sie bisher im Leben erreicht haben und fühlen sich sicher, anstehende Schwierigkeiten meistern zu können. In anderen Fällen aber erleben Frauen Kummer und Enttäuschung darüber, dass sie ihre Pläne nicht umsetzen konnten. Etwa 10 % ziehen eine eindeutig negative Bilanz ihres bisherigen Lebens. Wer wundert sich darüber, dass diese Enttäuschung vielleicht zu schlaflosen Nächten, Trauer, Wehmut, Wut und depressiven Verstimmungen führt?

Depressionen treten nicht häufiger auf

Frauen, die keine Kinder haben – sei es gewollt oder ungewollt – stehen häufig vor anderen Fragen als Frauen, die Kinder haben. Vielen fällt der Abschied von der Fähigkeit, Kinder zu bekommen, nicht leicht, selbst dann, wenn keine Kinder (mehr) gewollt sind. Wieder andere sind froh, hier keine Entscheidungen mehr treffen zu müssen. Aber auch in diesem Bereich lassen sich zahlreiche Vorurteile ausmachen. In älteren Büchern wurde die Vermutung formuliert, dass Frauen in den Wechseljahren für Depressionen anfälliger sind. Die Annahme, dass der Verlust der Fruchtbarkeit Frauen in die Depression stürzt, weil sie damit ihrer »eigentlichen« Bestimmung (nämlich Kinder zu gebären) nicht mehr nachkommen können, geht auf die Psychoanalytikerin Helene Deutsch zurück. Ihre Vermutung ließ sich in wissenschaftlichen Studien nie bestätigen: Der Anteil der Frauen mit Depressionen steigt in den Wechseljahren nicht, aber die Frauen, die vorher depressiv waren, leiden hierunter möglicherweise auch in diesem Lebensabschnitt.

«Ich bin der Meinung, dass vieles in dieser Zeit der Hormonumstellung einfach in einen großen Topf geworfen wird und plötzlich einen Namen bekommt. Aber wenn wir ehrlich sind, müssen wir doch zugeben, dass fast alles – mit Ausnahme der Wallungen – in bestimmten Lebensphasen schon da war und sich jetzt wahrscheinlich verstärkt, weil es endlich transformiert werden will.«

R. Daimler, a.a.O., Seite 42

Häufig ist es die Umwelt, die Frauen in dieser Lebensphase eine negative Rückmeldung gibt. Viele Frauen werden selbstbewusster, lassen sich Dinge nicht mehr gefallen, die sie vorher geschluckt haben, formulieren ihre Wünsche und Bedürfnisse deutlicher und verstehen auch, diese durchzusetzen – manches zum Leidwesen der Umwelt, die sich nun wundert, weshalb die Ehefrau, Mutter, Kollegin, Freundin nun nicht mehr ganz so »pflegeleicht« ist.

Frauen in den Wechseljahren setzen ihre Bedürfnisse durch

In zahlreichen Lebensbereichen verändert sich etwas: Einige Frauen haben noch jüngere Kinder, die nun in die Schule oder in die Pubertät kommen, die Kinder anderer Frauen verlassen vielleicht das Haus. In einigen Ehen verändert sich die Partnerschaft, vielleicht werden die eigenen Eltern pflegebedürftig. Diese Belastungen können dazu führen, dass sich die körperlichen Symptome verstärken. Viele Frauen fühlen sich in einer »Sandwich-Position«: Nicht nur, dass ältere Angehörige gepflegt werden müssen, auch die Enkel sollen betreut werden.

Belastungen im sozialen Umfeld können die Symptome verstärken

Möglicherweise läuft der Wiedereinstieg in das Erwerbsleben weniger reibungslos als erhofft oder neue berufliche Anforderungen können weniger leicht bewältigt werden als früher. Vier von zehn Frauen im Alter zwischen 45 und 64 Jahren sind erwerbstätig, viele genießen diese Beschäftigung, andere fühlen sich überfordert. Dies gilt insbesondere dann, wenn berufliche und familiäre Aufgaben nur schwer unter einen Hut zu bringen sind, auch weil die Unterstützung durch andere gering ausfällt.

Wiedereinstieg in den Beruf gelingt nicht immer

«Frau M. erzählt mir, wie sehr sie in ihrem Beruf alle Symptome von Erschöpfung ignorieren muss, damit sie mit den jüngeren Männern im Büro mithalten kann. »Wissen Sie, von einer Frau wird immer doppelt soviel verlangt.« Wie stark sie belastet ist von ihrer Doppelrolle als Hausfrau und Karrierefrau. Dass sie niemandem, nicht einmal ihrem Mann, zeigt, dass sie eigentlich nicht mehr so wie früher will und kann, dass sie es satt hat, ihre Interessen ständig zurückzustellen.«

R. Daimler, a.a.O., Seite 99

Andere Frauen haben das Gefühl, den beruflichen Anforderungen nicht mehr gewachsen zu sein. Häufig geht damit die Sorge einher, den Arbeitsplatz zu verlieren. Eine weitere, ebenfalls große Gruppe von Frauen wäre gerne erwerbstätig, findet aber keinen Arbeitsplatz. Dies betrifft zum einen die Frauen, die nach der Familienphase wieder in den Beruf einsteigen wollen, aber feststellen müssen, dass ihre Qualifikationen auf dem Arbeitsmarkt nicht gefragt sind. Frauen müssen aber auch nicht selten erleben, dass ihnen gekündigt wird – vor allem Frauen aus den neuen Bundesländern mussten nach der Wende erleben, wie sie aus dem Arbeitsmarkt gedrängt wurden.

Neue Energien werden freigesetzt und die Zukunft wird gestaltet

Nicht alle Frauen leiden unter negativen Stimmungsveränderungen. Im Gegenteil: Einige Frauen fühlen sich erleichtert, dass mit der Menopause die vielleicht als unangenehm erlebten Monatsblutungen aufhören, und sie sind froh, dass sie nicht mehr schwanger werden können. Andere Frauen freuen sich, dass die Kinder aus dem Haus ausziehen, sie empfinden dies als entlastend und genießen die neuen Freiheiten. Und sie erleben, dass neue Energien freigesetzt werden und nutzen die Chance für Veränderungen im Umgang mit dem eigenen Körper, in der Gestaltung des Lebens und der sozialen Beziehungen. Nach der Menopause haben Frauen heute noch etwa 30 bis 40 Jahre vor sich; genug Zeit also, um Pläne für diese Lebensphase zu machen. Was wollten Sie schon immer einmal tun, was Sie sich aus Rücksicht auf andere (Kinder, Partner, Eltern) versagt haben? Was wollten Sie schon lange einmal lernen oder ausprobieren? Wo haben Sie faule Kompromisse gemacht, die sich nicht lohnen? Für viele Frauen sind die Wechseljahre eine Zeit, in der der eigene Standort neu überdacht wird und in der nicht nur Traurigkeit über Verpasstes, sondern auch die Lust auf neue Entdeckungen geweckt wird. Vielleicht sind die schlaflosen Nächte ja eine gute Gelegenheit, um Pläne zu schmieden?

«Ich bin in einer Aufbruchstimmung, die mich an die erste Zeit nach der Schule erinnert. Plötzlich sind so viele Zwänge weg. Ich fühle einen radikalen Wunsch nach Veränderung, ich spüre einen Wandel, der mich zwingt, alles neu zu hinterfragen.«

R. Daimler, a.a.O., Seite 28

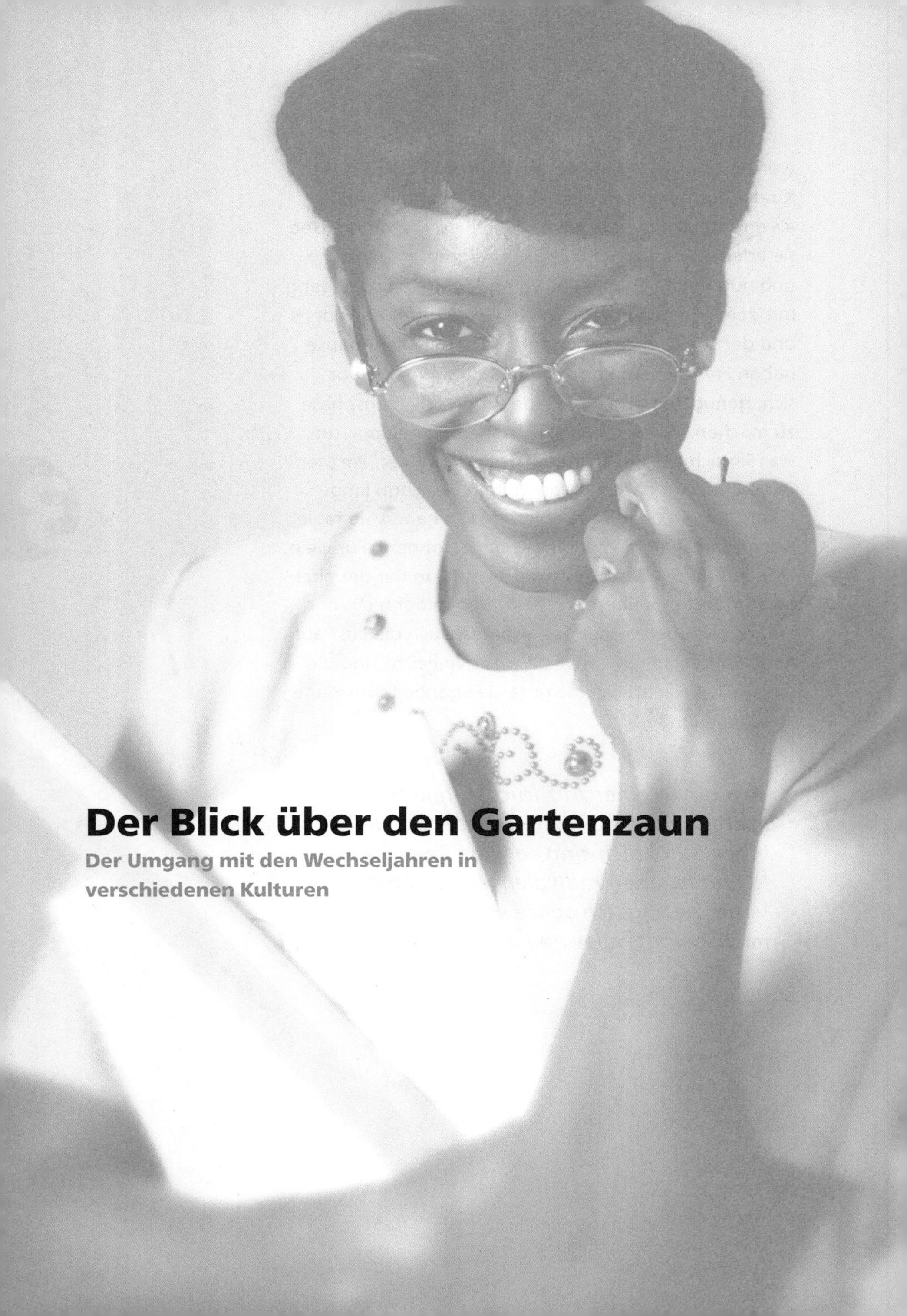

Der Blick über den Gartenzaun

Der Umgang mit den Wechseljahren in verschiedenen Kulturen

Ob wir uns auf die Wechseljahre freuen oder uns vor ihnen fürchten, ob wir erwarten, dass die Zeit nach den Wechseljahren Herausforderungen, Spaß und Lebensfreude für uns bereithält oder Verlust und Langeweile – die Beantwortung dieser Fragen hängt nicht nur von unserer Lebenserfahrung ab, sondern auch von der Kultur, in der wir leben, und den Bildern über die Wechseljahre, die uns umgeben. Ob wir es wollen oder nicht: unsere individuelle Wahrnehmung und Bewertung ist beeinflusst von den Wertvorstellungen unserer Gesellschaft.

Der Umgang mit den Wechseljahren ist auch von der Kultur geprägt, in der wir leben

Altern als Verlust von Attraktivität

Stellen Sie sich vor, eine Geschichtswissenschaftlerin wollte sich in 500 Jahren einen Eindruck von den im Jahr 2000 in Westeuropa lebenden Menschen machen. Das wenige Material, auf das sie zugreifen kann, sind Plakatwände, die in einem Archiv auf altmodischen Datenträgern gespeichert sind. Welchen Eindruck würde die Forscherin erhalten? Sie würde vielleicht zu dem Schluss kommen, dass das öffentliche Bild von jungen und »knackigen« Frauen sowie sportlichen und jungen Männern mit Drei-Tage-Bart und Waschbrettbauch geprägt ist. Selbst »ältere Frauen« jenseits der 35 haben makellose Haut und machen einen sportlichen Eindruck. Falten und graue Haare scheinen in der Öffentlichkeit nicht sichtbar gewesen zu sein. Entweder hatten die früheren Generationen, so vermutet unsere Wissenschaftlerin, schon Mittel entdeckt, um das Altern zu verhindern, oder ältere Menschen wurden aus der Öffentlichkeit fern gehalten.

Attraktivität und Fitness stehen hoch im Kurs

Der Blick aus der Zukunft zurück zeigt: Wir leben in einer Zeit, in der Jugendlichkeit, Fitness und Attraktivität sehr hoch bewertet werden. Die Titel einiger Ratgeber sprechen Bände: »So bleiben Sie jung, schön und sinnlich«, »Jung bleiben mit Anti-Aging«, »Beweglich und attraktiv auch im Alter« – warum eigentlich?

Unsere Gesellschaft ist sehr von der Vorstellung geprägt, nur jugendliche und jung gebliebene Menschen seien leistungsfähig und den Herausforderungen unserer Zeit gewachsen. Gemächlichkeit und Gelassenheit – auch im Umgang mit dem eigenen Körper – werden wenig wertgeschätzt. Frauen *und* Männer sollen leistungsfähig, aktiv und jugendlich sein. Aber an Frauen und Männer werden sehr unterschiedliche Erwartungen im Umgang mit dem Älterwerden gestellt. Falten und graue Schläfen machen Männer attraktiv, Frauen sollen diese Zeichen des Älterwerdens mit Anti-Falten-Cremes, Haartönungen und Hormonpräparaten bekämpfen. Nur langsam ändert sich dieses Bild. Schließlich hat die Werbebranche erkannt, dass die Über-50-Jährigen über viel Geld verfügen und dass ihr Anteil in der Bevölkerung zunimmt. So wird diese Altersgruppe zunehmend umworben und auf Werbeplakaten lassen sich ab und an auch »reifere Frauen« entdecken.

In unserer Gesellschaft wird das Alter gleichgesetzt mit körperlichem und geistigem Verfall und nicht etwa Reife und Gelassenheit; alte Menschen werden als Bürde und nicht als Bereicherung für die Gesellschaft wahrgenommen. In den Medien finden sich nicht enden wollende Klagelieder über die hohen Krankheitskosten, die die ältere Bevölkerung verursacht, über Renten, die nicht mehr zu bezahlen sind und über überfüllte Pflegeheime. Selbstverständlich gibt es eine Vielzahl pflegebedürftiger alter Menschen, aber die Vorstellung, dass Alter generell mit Krankheit und Gebrechen einhergeht, ist ein Vorurteil. So zeigen Zahlen des Bundesministeriums für Gesundheit, dass in der Altersgruppe der 60- bis 80-Jährigen nur jede/r 25. pflegebedürftig ist. Und auch bei den über 80-Jährigen bedarf gerade einmal ein Drittel der Pflege.

Frauen in den Wechseljahren fühlen sich häufig gesellschaftlich abgewertet

In der repräsentativen Studie von Beate Schultz-Zehden (☞ Seite 29) gab jede dritte Frau an, sie fühle sich gesellschaftlich abgewertet, jede achte war der Ansicht, ab den Wechseljahren gehöre sie zum alten Eisen. Hinter diesen Einschätzungen stehen nicht nur die körperlichen Veränderungen, sondern oft auch negative Erfahrungen im Berufsleben, weil zum Beispiel ein Wiedereinstieg in den Beruf nicht gelingt. Oder Vorstellung von Verlusten: Frauen verlieren ihre Fruchtbarkeit und – angeblich – ihre (sexuelle) Attraktivität, sie verlieren die Kinder, die aus dem Haus gehen und möglicherweise den Mann, der sich lieber eine jüngere Frau sucht, um sich selber länger jung zu fühlen. Wen wundert es da, dass die Menopause als Gefahr bewertet wird, da mit ihr der Übergang in eine wenig attraktive Lebensphase verbunden ist? Die Realität sieht dennoch häufig ganz anders aus: Die Scheidungsstatistik zeigt, dass es in vielen Fällen die Frau ist, die den Mann verlässt und nicht umgekehrt, wie sich auch viele Frauen darüber freuen, dass die Kinder endlich auf eigenen Füßen stehen. Ein Bummel in der Fußgängerzone einer beliebigen deutschen Stadt mit einem wachen Blick auf die Passantinnen zeigt uns schnell, wie attraktiv Frauen jenseits der 50 sein können, gerade weil die Falten zeigen, dass diese Frauen gelacht und gelebt haben.

Andere Länder, andere Bilder von den Wechseljahren

In anderen Kulturen werden Wechseljahre positiv bewertet

Das, was uns selbstverständlich erscheint, nämlich dass die Wechseljahre von Beschwerden begleitet sind, unter denen alle Frauen mehr oder weniger stark leiden, ist so selbstverständlich nicht. Allerdings gibt es nur wenige Studien, die verschiedene Kulturen vergleichen. Diese aber zeigen, dass in anderen Kulturen Frauen unter anderen Beschwerden leiden oder überhaupt nicht von den bei uns bekannten Wechseljahrssymptomen berichten.

- In einigen Gegenden des ländlichen Griechenlands werden die Hitzewallungen als Versuch des Körpers bewertet, sich von »ungesunden Dämpfen« zu befreien. Hitzewallungen haben damit etwas Reinigendes und werden als positive Erfahrung wahrgenommen.
- In Teilen von Thailand werden die Hitzewallungen als Zeichen dafür bewertet, dass eine Frau eine höhere Stufe des Lebens erreicht, da sie nun in eine spirituelle Lebensphase eintritt.
- In vielen asiatischen Ländern sind Hitzewallungen sehr selten. Während in Europa etwa 40-60 % der Frauen angeben, darunter zu leiden, sind es in einigen asiatischen Ländern gerade mal 10 %. Frauen gewinnen dort im höheren Lebensalter Respekt und Macht und sie müssen zudem nicht mehr die gesellschaftlichen Tabus beachten, die sich rund um die Regelblutung ranken.

Wie kommen diese Unterschiede zustande? Zunächst einmal läge es nahe, biologische Gründe zur Erklärung heranzuziehen. Vielleicht unterscheiden sich ja Frauen in den verschiedenen Ländern in ihrem Östrogenspiegel? Dies scheint nicht der Fall zu sein. So haben Maya-Frauen in Yucatan, Mexiko, einen Hormonspiegel, der dem nordamerikanischer und europäischer Frauen vergleichbar ist. Trotzdem sind ihnen Hitzewallungen unbekannt.

Der Lebensstil ist ein wichtiger Einflussfaktor

Eine ebenfalls nahe liegende Erklärung liegt in einem unterschiedlichen Lebensstil, insbesondere in einer anderen Ernährung. So ist die Ernährung der Maya-Frauen sehr reich an Calcium und arm an Proteinen, und Asiatinnen essen häufig Sojaprodukte, die viele Phytoöstrogene enthalten, die ähnlich wie Östrogene wirken (☞ hierzu auch Kapitel 7). Japanische Frauen treiben zudem viel Sport und sind generell gesünder. Dies sind Faktoren, die das Ausmaß von Beschwerden beeinflussen.

4

Japanerinnen ist das Wort »Hitzewallung« unbekannt

Doch spielen auch gesellschaftliche und soziale Faktoren eine Rolle. Besonders eindrücklich ist ein Vergleich zwischen japanischen und nordamerikanischen Frauen. Prof. Dr. Margaret Lock, eine kanadische Ethnologin, war eine der ersten Forscherinnen, die sich ausführlich einem solchen Vergleich zweier Kulturen gewidmet hat. Sie beschreibt in ihren Büchern und Artikeln eindrücklich die Probleme, die mit einer solchen Studie verbunden sind. Sie hatte ursprünglich vor, die Frauen in beiden Ländern mit dem gleichen Fragebogen zu befragen, um herauszubekommen, wie häufig Wechseljahrsbeschwerden in Japan und Nordamerika sind. Sie musste feststellen, dass der Fragebogen, auf dem die uns geläufigen Beschwerden standen für japanische Frauen schlecht »passte«, ja, sich zum Teil noch nicht einmal angemessen übersetzen ließ. So gibt es im Japanischen kein Wort für »Hitzewallungen«, obwohl diese Sprache eigentlich reich ist an Wörtern, die sich auf den Körper und auf Körpervorgänge beziehen. Auch andere Beschwerden schienen zum Zeitpunkt der Studie eher selten zu sein*.

*** Dies hat sich mittlerweile geändert: 20 Jahre später hat sich das Beschwerdebild japanischer Frauen an das westlicher Frauen angenähert.**

Dies mag damit zusammenhängen, dass japanische Frauenärzte zunehmend Kongresse in den USA besuchen und deshalb verstärkt auf »westliche« Symptome wie Hitzewallungen achten.

Auch die zunehmende Orientierung am westlichen Lebensstil (z. B. Ernährung) trägt hierzu bei.

Nun ist es freilich nicht so, dass Wechseljahrsbeschwerden den Japanerinnen unbekannt sind, aber die typischen Symptome sind bei ihnen andere: Sie leiden häufiger unter steifen Schultern, einem Schweregefühl im Kopf und einem »Klingeln in den Ohren«.

Noch interessanter als diese Unterschiede im Beschwerdeprofil ist die Bewertung der Wechseljahre. Das japanische Wort, das unserer Vorstellung von Wechseljahren nahe kommt, lautet »Konenki«. Konenki beschreibt eine sehr variable Lebensphase, die von den frühen Vierzigern bis Ende der Fünfziger reichen kann. Das Ausbleiben der Regelblutung ist Teil dieses Prozesses, hat aber längst nicht die Bedeutung wie bei uns. Wichtiger sind andere Begleiterscheinungen wie graues Haar und nachlassende Sehkraft. Konenki ist Teil des Alterungsprozesses und nichts, vor dem man sich fürchten muss.

Was lässt sich aus diesen Studien lernen? Offenbar wird das, was für uns selbstverständlich ist, in anderen Kulturen ganz anders wahrgenommen und bewertet. Unterschiede im Lebensstil (Ernährung, Bewegung, Rauchen, Alkoholkonsum) haben sicherlich einen Anteil am Ausmaß wahrgenommener Beschwerden, aber auch die Bewertung des Alters und des Altwerdens tragen dazu bei. In einigen Kulturen wird die Menopause offenbar deshalb positiv bewertet, weil

Frauen nun etwas dürfen, was vorher Männern vorbehalten war, weil sie in eine spirituellere Lebensphase treten oder weil Frauen mit der Menopause gesellschaftlich mehr anerkannt werden.

Wenn das Alter negativ bewertet wird und die Vorstellung vorherrscht, die Wechseljahre seien vor allem ein biologischer Prozess, werden in der »Behandlung« psychische und kulturelle Faktoren ausgeblendet und das Altwerden muss mit Pillen verhindert werden. Eine Frau, die davon überzeugt ist, dass die Wechseljahre vor allem mit negativen Begleiterscheinungen verbunden sind, wird ihr Augenmerk auch eher darauf lenken.

Wenn Sie unter starken Wechseljahrsbeschwerden leiden, empfinden Sie diese Sätze vielleicht als Provokation. Wir wollen auf keinen Fall den Eindruck entstehen lassen, Wechseljahrsbeschwerden seien Einbildung oder beliebig manipulierbar. Aber wir leben in einem bestimmten gesellschaftlichen Umfeld, das unsere Wahrnehmung und Bewertung der Lebensphase beeinflusst. Stellen Sie sich vor, die Menopause sei nicht gleichbedeutend mit dem Beginn einer Lebensphase, die als von Verlust und Verfall geprägt bewertet wird, sondern würde einen sozialen Aufstieg und neue gesellschaftliche Freiheiten bedeuten. Sicherlich wären Beschwerden dann leichter zu ertragen.

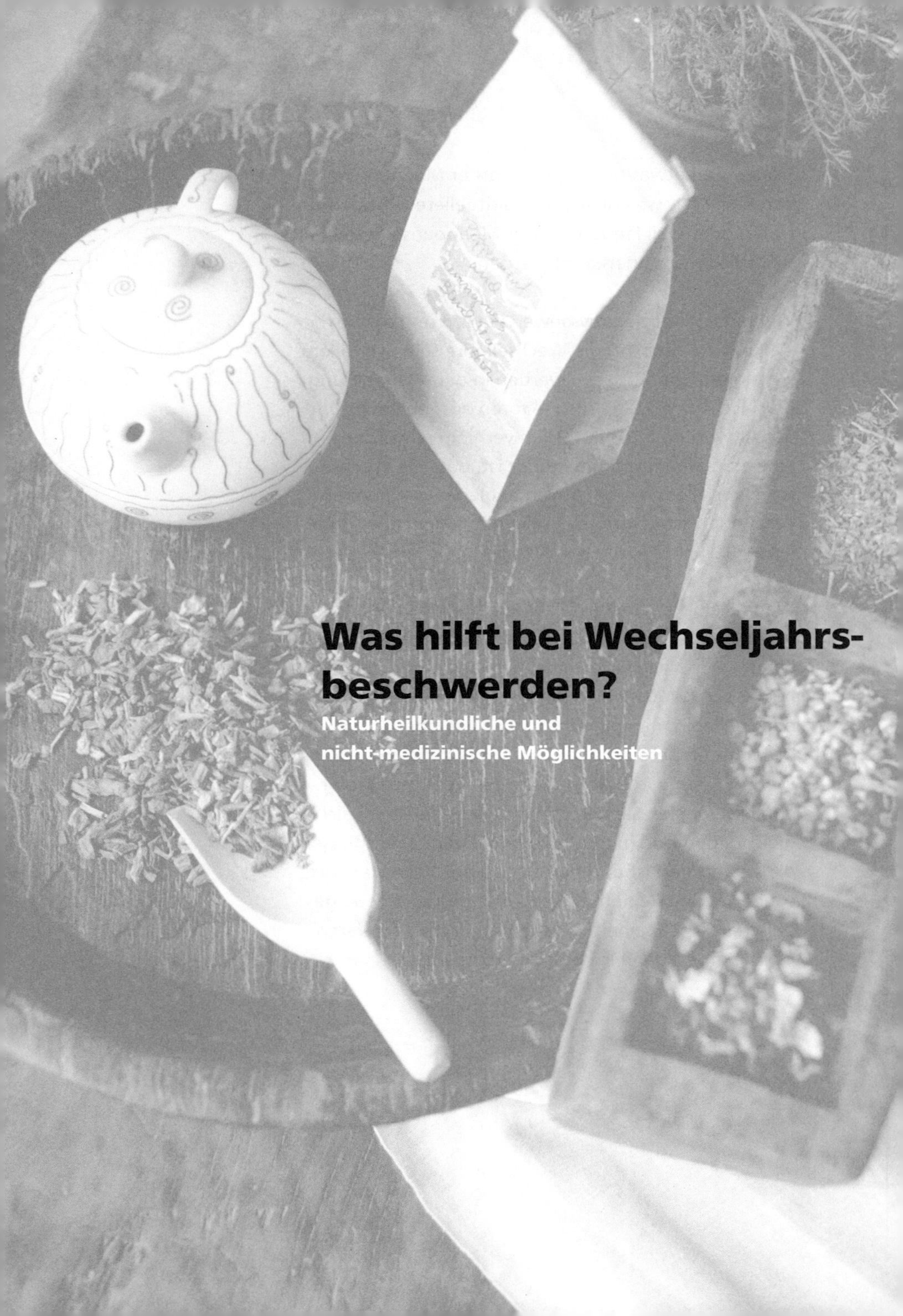

Was hilft bei Wechseljahrs-beschwerden?

Naturheilkundliche und nicht-medizinische Möglichkeiten

So verschieden, wie Frauen die Wechseljahre erleben, so unterschiedlich ist auch ihr Umgang mit den Beschwerden. Aber gerade die Frauen, die wenig unter Beschwerden leiden, können häufig den Leidensdruck anderer Frauen nicht nachvollziehen. Lassen Sie sich davon nicht irritieren. Je nachdem von welchen Symptomen Sie wie stark beeinträchtigt sind, können verschiedene Mittel hilfreich sein. Es gibt keinen »richtigen« oder »falschen« Weg: Was der einen hilft, kann für die andere ganz ungeeignet sein. Und wo die eine vielleicht Zeit und Muße hat, mit langen Spaziergängen und einem »Verwöhnprogramm« durch die Wechseljahre zu kommen, ist die andere darauf angewiesen, dass ihre Beschwerden schnell gelindert werden, weil sie einen anstrengenden Beruf hat und ihr ein pubertierendes Kind vielleicht die letzten Nerven raubt. Wichtig ist das Grundgefühl, dass keine Frau wie eine Maschine funktionieren muss, schon gar nicht in einer Phase, in der sich hormonelle Umstellungen im Körper bemerkbar machen. Viel wichtiger ist es, auf die Signale der Körpers einzugehen und damit umgehen zu lernen.

Viele Wege führen durch die Wechseljahre

Jede Frau soll für sich entscheiden können, wie sie diese Phase durchleben will, ob sie medikamentöse Hilfe in Anspruch nehmen, naturheilkundliche Mittel ausprobieren oder auf Hilfe ganz verzichten will und kann. Wir wollen Ihnen in diesem und den folgenden Kapiteln verschiedene Wege aufzeigen und Sie dazu ermutigen, unterschiedliche Möglichkeiten auszuprobieren. Wie auch immer Sie sich entscheiden: Sie sollen dies auf der Grundlage sachlicher Informationen tun.

Probieren Sie verschiedene Möglichkeiten aus

Ein Stufenschema zur Behandlung von Wechseljahrsbeschwerden

Wie bei vielen Beschwerden gibt es auch bei der Behandlung von Wechseljahrsbeschwerden »Stufenprogramme«, die sich nach der individuellen Beeinträchtigung oder nach den objektiv feststellbaren Symptomen richten. Probieren Sie zunächst einfachere Maßnahmen aus (Stufe 1), ehe Sie zu Pflanzenextrakten oder homöopathischen Mitteln (Stufe 2) greifen oder gar Hormonpräparate oder andere Arzneimittel (Stufe 3) anwenden.

1

Stufe 1: Mit Gelassenheit gut für sich sorgen

Bei allgemeinen Beschwerden können Sie zunächst einmal abwarten. Oftmals lassen sie ohne jede medikamentöse Begleittherapie nach, wenn sich der Körper umgestellt hat.

Nutzen Sie die Wechseljahre, um sich zu verwöhnen!

Versuchen Sie, mit Gelassenheit und Humor diese Phase zu durchleben. Beschwerden erscheinen in einem anderen Licht, wenn Sie diesen Lebensabschnitt positiv bewerten können oder neue Freiheiten entdecken. Nehmen Sie die Wechseljahre als Zeit, sich etwas zu gönnen und sich zu verwöhnen, Dinge zu tun, die Ihnen Spaß machen und die Ihre Lebenslust fördern. Achten Sie auf ausreichende Ruhepausen und verwöhnen Sie Ihre Haut mit Körperpflege – duftende Cremes und Lotionen tun nicht nur der Haut gut, sondern streicheln auch die Seele. Ernähren Sie sich schmackhaft und gesund (☞ Seite 103 ff.) und bewegen Sie sich genügend (☞ Seite 120 ff.).

Einige Beschwerden lassen sich durch diverse Kräutertees bessern, die ausgleichend und stabilisierend auf den Stoffwechsel wirken. Schon die Zubereitung und das Abwarten, bis der Tee ausreichend lange »gezogen« ist, kann entspannend wirken. Die Teezubereitung wird so zu einem beruhigenden Ritual. In Frage kommen Tees aus Baldrian, Hopfen, Melisse, Passionsblume oder Schneeballblüten; die Wurzeln, Blüten oder Blätter können Sie in der Apotheke lose kaufen. Bei vielen Frauen stellt sich auch ein Wohlgefühl durch entspannende Bäder mit den Extrakten aus diesen Pflanzen ein.

Manchmal reicht »Abwarten und Tee trinken»

Zahlreiche Frauen probieren in dieser Lebensphase alternativmedizinische Verfahren wie Akupunktur, Akupressur, Reiki, Shiatsu oder Fußreflexzonen-Massage aus. Für diese Verfahren liegt in unserem Kulturkreis meist kein Wirkungsnachweis im strengen wissenschaftlichen Sinne vor, obwohl zum Beispiel in asiatischen Ländern umfangreiche Erfahrungen gesammelt wurden. Frauen, die diese Verfahren nutzen, sind häufig von ihrer Wirkung überzeugt. Also probieren Sie solche Methoden ruhig aus, wenn sie Ihnen zusagen. Sie entscheiden, ob es Ihnen gut tut oder nicht. Achten Sie aber darauf, dass Sie zu kompetenten Therapeutinnen und Therapeuten gehen und lassen Sie sich über den Nutzen, die Risiken und auch über die entstehenden Kosten aufklären – viele alternative Verfahren werden weder von den gesetzlichen noch von den privaten Krankenkassen bezahlt.

Akupunktur, Reiki und Co: von vielen als hilfreich empfunden

Stufe 2: Pflanzenextrakte und homöopathische Mittel

Bei Beschwerden wie Hitzewallungen, Nervosität, Einschlafstörungen, Trockenheit der Schleimhäute oder depressiven Verstimmungen können auch pflanzliche Mittel nützlich sein! Für die Anwendung pflanzlicher Mittel gibt es keine pauschalen Empfehlungen – jede Frau sollte ausprobieren, welches der Mittel ihr am besten hilft. Vorher ist sicherlich eine Beratung in der Apotheke oder in der Arztpraxis sinnvoll. Bei den weiter unten genannten Beschwerden werden einige besonders geeignete pflanzliche Präparate genannt. Lassen Sie sich auf jeden Fall etwas Zeit, die Wirkung zu beurteilen, denn pflanzlichen Mittel brauchen länger, um ihre Wirkung zu entfalten. Wie bei allen anderen Arzneimitteln müssen Sie aber auch bei pflanzlichen Mitteln auf Nebenwirkungen und Wechselwirkungen achten, vor allem wenn Sie andere Arzneimittel einnehmen. Lesen Sie daher genau die Beipackzettel vor der Einnahme oder lassen Sie sich in der Apotheke beraten.

Pflanzliche Mittel brauchen etwas Zeit, um ihre Wirkung zu entfalten

Auch homöopathische Mittel können unterstützend helfen. Da solche Mittel aber nur sehr individuell ausgewählt werden sollten, beraten Sie sich mit einer Homöopathin oder einem Homöopathen bzw. einer Ärztin oder einem Arzt, die auch Erfahrung in der Behandlung mit homöopathischen Mitteln haben.

Stufe 3: Hormone und andere Arzneimittel

Wenn all diese Maßnahmen nicht ausreichend helfen, können Sie sich mit einer Ärztin oder einem Arzt beraten, ob Ihnen vielleicht ein Arzneimittel helfen kann. Das verordnete Medikament *kann*, aber muss nicht unbedingt ein Hormonpräparat sein. Auf die Fragen, wann die Einnahme von Hormonen überhaupt sinnvoll ist, wie die Risiken und der Nutzen zu beurteilen sind, welche Präparate es überhaupt gibt und worauf Sie achten müssen, wenn Sie Hormone einnehmen, gehen wir im nächsten Kapitel (☞ Seite 76 ff.) ausführlich ein.

Bei starken Beschwerden können Medikamente helfen

Hilfe bei Hitzewallungen, Schweißausbrüchen und Schwindelgefühl

Hitzewallungen sind das häufigste Symptom in den Wechseljahren. Viele Frauen leiden unter den spontanen und nicht kontrollierbaren Ausbrüchen, die oft zum ungünstigsten Zeitpunkt kommen oder die Nachtruhe rauben. Wie für viele andere Beschwerden gilt auch hier, dass die »fliegende Hitze« leichter zu überstehen ist, wenn Sie ihr etwas Positives abgewinnen können und wenn Sie nicht das Gefühl haben, sie verstecken zu müssen. Je mehr Frauen offensiv mit ihren Hitzewallungen umgehen, desto selbstverständlicher gehören Frauen in den Wechseljahren zum öffentlichen Bild und dem Tabu, das die Wechseljahre umrankt, wird die Nahrung entzogen.

Gehen Sie offensiv mit Hitzewallungen um!

Was aber hilft bei den akuten Hitzewallungen? Grundsätzlich alles das, was auch an heißen Sommertagen sinnvoll ist: Lassen Sie sich kaltes Wasser über die Handgelenke laufen, das kann die Hitzewallung abmildern; Kleidung aus Naturfasern (Baumwolle, Leinen, Seide) oder aus den neuen Mikrofasern saugt den Schweiß besser auf bzw. leitet ihn von der Körperoberfläche weg, Nachtwäsche aus Naturfasern und dünne Bettdecken (z. B. aus Wildseide) werden von

Kleidung aus Natur- und Mikrofasern

Eine zweite Decke neben dem Bett

vielen als angenehm empfunden. Frauen, die genügend Platz im Schlafzimmer haben, lagern in hitzigen Phasen eine zweite fertig bezogene Decke neben dem Bett: Wenn die erste durchgeschwitzt ist, wird sie mit wenig Aufwand zum Trocknen beiseite gelegt und die zweite ist gleich zur Hand. Auch das Absenken der Temperatur im Schlafzimmer (in der Heizperiode) ist hilfreich (wenn Sie sich mit Ihrem Partner über die Temperatur einigen können).

Kleidung nach dem Zwiebelschalen-Prinzip

Da nach einer Hitzewelle meist ein Schweißausbruch folgt, dem sich ein Frösteln anschließt, kleiden sich viele Frauen nach dem Zwiebelschalen-Prinzip (z. B. T-Shirt, Bluse, Strickjacke, evtl. großer Schal). Sie »entblättern« sich, wenn eine Hitzewelle kommt, und sobald sie vorbei ist, ziehen sie sich wieder Stück für Stück an.

Meiden Sie scharfe und salzige Speisen

Ähnlich wie an heißen Sommertagen können Sie bestimmte Nahrungsmittel vermeiden, die Sie in Wallungen bringen. Scharf gewürzte und stark gesalzene Speisen tragen ebenso zum Schwitzen bei wie zu viel Alkohol, Koffein und Nikotin.

Und schließlich: Wenn Sie Ihren Kreislauf mit Bewegung und Wechselduschen »auf Trab bringen«, ist er besser auf die Hitzewallungen eingestellt.

Pflanzliche und homöopathische Mittel

Zahlreiche pflanzliche Mittel helfen bei Hitzewallungen. Bekannt sind vor allem Mittel mit den Extrakten aus *Mönchspfeffer*, auch als Keuschlamm bekannt (Agnus castus) oder *Wanzenkraut*, auch als Traubensilberkerzen bezeichnet (Cimicifuga). Cimicifuga-Extrakte werden allerdings nur zurückhaltend empfohlen, weil in Tierversuchen östrogenartige Wirkungen beschrieben wurden. Diese hormonähnlichen Einflüsse konnten bislang nicht ausgeräumt werden. Wenn Frauen unter hormonabhängigen Tumoren leiden (z. B. an einem hormonabhängigen Brustkrebs erkrankt sind), sind daher nach der Einnahme von Cimicifuga-Extrakt nicht kalkulierbare hormonähnliche Wirkungen denkbar. Aus diesem Grunde werden solche Extrakte für die Selbstbehandlung nicht empfohlen. Eine Ärztin oder ein Arzt sollte über die Anwendung entscheiden.

Beratung auch bei pflanzlichen Mitteln

Weniger bekannt ist die Anwendung von *Wolfstrapp* (Lycopus). Die Extrakte dieser Pflanzen werden sowohl in pflanzlichen (z. B. Agnucaston, Agnolyt oder Remifemin) als auch in homöopathischen Mitteln angeboten (z. B. Mastodynon). Manchmal enthalten sie auch Mischungen mit anderen pflanzlichen Extrakten, z. B. aus Schöllkraut, Hamamelis, Iris oder Lilie. Solche Mischungen sind unnötig; Schöllkraut kann zudem auf Dauer die Leber schädigen, sodass solche Mischungen gar nicht mehr eingenommen werden sollten. Fragen Sie daher in der Apotheke nach der Zusammensetzung und kaufen Sie bevorzugt Mittel mit nur einem einzigen pflanzlichen Extrakt.

Vorsicht bei Mischungen mit anderen Pflanzen

Auch *Ginsengextrakt* kommt zur unterstützenden Behandlung bei Wechseljahresbeschwerden in Frage. Nur wenige dieser Mittel sind allerdings ausreichend standardisiert, sodass die Wirkung wegen der manchmal ungenauen Dosierungsangaben schwanken kann. Wenn Sie Ginseng-haltige Mittel kaufen, fragen Sie in der Apotheke nach einem Produkt mit ausreichender Standardisierung und klaren Dosierungsempfehlungen.

Beachten Sie den Alkoholgehalt in den Produkten

Nahezu alle pflanzlichen Mittel, die als Tropfen, als Tinktur oder als Säfte und Elixier angeboten werden, enthalten Alkohol in zum Teil hoher Konzentration. Während dies bei Tropfen – ob pflanzlich, homöopathisch oder anthroposophisch – kaum negative Auswirkungen hat, weil die absolute aufgenommene Alkoholmenge relativ gering bleibt (in 20 Tropfen mit 70 Volumenprozent unter 0,5 Gramm), so können die Alkoholmengen in Säften, Elixieren oder Mitteln vom Typ der Melissengeiste schon beträchtlich sein. Alkohol kann grundsätzlich Wechselwirkungen mit anderen Arzneimitteln auslösen und zum Beispiel die Wirkung von Schlaf- und Beruhigungsmitteln oder vielen Mitteln zur Senkung eines zu hohen Blutdrucks nachhaltig verstärken. Daher der Rat: Grundsätzlich sind Mittel ohne Alkohol vorzuziehen; die meisten Präparate werden auch als Tabletten, Dragees oder Kapseln angeboten. Frauen mit Alkoholproblemen oder mit vorangegangener Lebererkrankung dürfen auf keinen Fall alkoholhaltige Mittel einnehmen!

Bei allen genannten Mitteln – ob mit Agnus castus oder mit Cimicifuga, und erst recht mit Ginseng – stehen exakte Untersuchungen, mit denen die Wirksamkeit ausreichend bestätigt wird, noch immer aus. Dennoch können Sie die Anwendung unter Berücksichtigung der zuvor genannten Überlegungen versuchen; für viele Frauen ist die Wirkung dieser pflanzlichen Mittel eine gute Hilfe.

Was tun bei Trockenheit der Scheide?

Ändern Sie das Tempo sexueller Begegnungen

Die Schleimhäute werden in den Wechseljahren durch den Rückgang der körpereigenen Östrogene dünner, sodass die Anfälligkeit für Scheidenentzündungen steigt und einige Frauen von Schmerzen beim Geschlechtsverkehr berichten. Wie schon in Kapitel 3 angesprochen ist die Annahme, dass Frauen nach der Menopause grundsätzlich eine trockene Vagina und keinen Spaß mehr am Sex haben, ein Mythos. Oft passt nur das »alte« Tempo sexueller Begegnungen nicht mehr zur neuen Lebensphase.

Das beste Mittel gegen vaginale Trockenheit ist regelmäßiger Sex, sei es alleine oder mit einem Partner oder einer Partnerin. Einige Frauen finden ein Gleitgel angenehm, allerdings nur dann, wenn damit nicht der Körper für den Geschlechtsverkehr künstlich »bereit« gemacht werden soll. Gleitgel bekommen Sie zum Beispiel in der Apotheke. Benutzen Sie keine Hautcreme und kein Babyöl! Diese können dazu führen, dass die Haut einreißt und sich die Scheide entzündet. Aber vielleicht ist mit etwas mehr Zeit und einer längeren erotischen Entdeckungsreise ein Gleitgel überflüssig?

Sie können die Wechseljahre aber auch als Anlass nehmen, um Ihre Wünsche in Bezug auf die Sexualität neu auszuloten und mit Ihrem Partner oder Ihrer Partnerin neu die Lust entdecken. Lassen Sie sich mehr Zeit – Ihrem männlichen Partner kommt das wahrscheinlich entgegen, denn auch sein Körper stellt sich auf ein langsameres Tempo ein. Entdecken Sie neue und andere Formen des sexuellen Miteinanders; der traditionelle Geschlechtsverkehr muss nicht das Nonplusultra sein!

Bei unbefriedigenden Beziehungen: Gespräch in einer Beratungsstelle

Vielleicht stellen Sie fest, dass Ihre sexuellen Bedürfnisse bei Ihrem Partner schon lange auf der Strecke bleiben und er auch jetzt nicht bereit ist, sich auf Sie einzustellen? Dann hilft möglicherweise ein Gespräch mit einem Berater oder einer Beraterin (z. B. bei Pro Familia). Vielleicht ist es aber auch an der Zeit, die gemeinsame Beziehung einmal kritisch zu prüfen, vielleicht auch, eine sexuell unbefriedigende Beziehung zu beenden und mit einem neuen Liebhaber oder einer Liebhaberin auf erotische Schatzsuche zu gehen.

Viel trinken bei Harnwegsbeschwerden

Trinken Sie zwei bis drei Liter täglich

Aufgrund der dünneren Schleimhäute treten häufig auch Harnwegsbeschwerden auf. Wenn Sie in dieser Hinsicht anfällig sind, sollten Sie viel trinken: zwei bis drei Liter täglich, am besten Früchte- oder Kräutertee (Schwarztee und Kaffee begünstigen Hitzewallungen!), Mineralwasser oder verdünnte Fruchtsäfte (»Apfelschorle«).

Darüber hinaus sollten Sie die Ursachen für die Harnwegsbeschwerden durch einen Arzt oder eine Ärztin abklären lassen. Möglicherweise sind sie auf eine Nieren- oder Blasenentzündung zurückzuführen, die dann unter Umständen mit Antibiotika behandelt werden muss.

Nieren- und Blasentees dienen der Durchspülung

Wenn sich herausstellt, dass keine Entzündung vorliegt, können solche Beschwerden mit Nieren- und Blasentees »kuriert« werden. Nieren- und Blasentees (z. B. mit Birkenblättern, Queckenwurzelstock, Riesengoldrutenkraut, Hauhechelwurzel, Bruchkraut oder

Schachtelhalm) haben eher keine eigene Wirkung, sondern dienen einer »Durchspülungstherapie«, die vor allem den »Flüssigkeitsdurchsatz« in den Nieren und in der Blase erhöhen soll. Wenn Sie unter einer Herzinsuffizienz (Herzmuskelschwäche) leiden, müssen Sie allerdings Ihren täglichen Flüssigkeitskonsum begrenzen: 1 bis 1 $^1/_2$ Liter sollten nicht überschritten werden. Besprechen Sie in diesem Fall eine »Durchspülungstherapie« vorher mit Ihrer Ärztin oder Ihrem Arzt.

Vorsicht vor Bärentraubenblättern

Bärentraubenblättertees und Arzneimittel mit Bärentraubenblätterextrakt werden heute nicht mehr allgemein empfohlen. Es besteht nämlich der Verdacht, dass sich aus den Bärentraubenblättern Wirkstoffe bilden (so genannte Hydrochinonderivate), die krebserregend wirken können. Aus diesem Grunde sollten Bärentraubenblätter überhaupt nicht angewendet werden.

Behandlung bei Harninkontinenz

Ein Beckenbodentraining hilft

Manche Frauen in den Wechseljahren leiden unter einer erhöhten Anfälligkeit für Harninkontinenz, da es bei nachlassender Elastizität des Bindegewebes zu einer Beckenbodenschwäche und als Folge der Östrogenverringerung zusätzlich zu einer Blasenschwäche kommen kann. Wenn der Beckenboden »ausleiert« oder an Elastizität verliert, gibt er den Druck, der beim Hüpfen, Husten, Heben, Niesen oder auch beim schnellen Laufen auf ihn ausgeübt wird, an die Harnröhre weiter. Die Folge ist ein unfreiwilliger Urinabgang

(»Stressinkontinenz«). Wichtig ist bei solchen Symptomen jedoch, die Ursachen abzuklären und gegebenenfalls spezifische Behandlungen einzuleiten.

In vielen Fällen hilft eine Beckenbodengymnastik. Die Muskeln des Beckenbodens sind den meisten Frauen gar nicht bewusst. Am leichtesten sind sie zu spüren, wenn eine Frau versucht, den Harnstrahl beim Wasserlassen anzuhalten oder einen Finger in der Scheide »einzuklemmen«. Die Muskeln, mit denen beides gelingt, gehören zu den drei Schichten des Beckenbodens.

Eine Beckenbodengymnastik ist bei leichter Harninkontinenz die wichtigste Empfehlung, pflanzliche Arzneimittel haben hier keine Bedeutung. Zwar werden immer wieder Mittel mit Brennnesselwurzel oder Kürbiskernen empfohlen, ein therapeutischer Nutzen wurde allerdings bisher nicht ausreichend nachgewiesen. Bei Inkontinenz kann auch eine örtliche Östrogenbehandlung mit dem Wirkstoff Estriol (☞ Kapitel 6) sinnvoll sein.

Das Beckenbodentraining steigert das Wohlbefinden, stärkt den Beckenboden und hilft bei unterschiedlichen Beschwerden: Es kann nicht nur bei einer Blasenschwäche ausprobiert werden, sondern hilft auch bei einem Gebärmuttervorfall (Prolaps). Noch immer wird vielen Frauen in den Wechseljahren bei einem Gebärmuttervorfall empfohlen, die Gebärmutter entfernen zu lassen, auch weil diese ja nun »nicht mehr gebraucht« wird. Nach den Ergebnissen einer Studie des Bremer Instituts für Präventionsforschung und Sozialmedizin (BIPS) wurde jeder vierten Frau zwischen 40 und 70 Jahren die Gebärmutter operativ entfernt.

In den meisten Fällen sind es die »weichen Indikationen« (Myome, Prolaps), die zu einer Operation führen; nur jede 10. Gebärmutteroperation wird wegen einer Krebserkrankung durchgeführt. Wenn Ihr Arzt/Ihre Ärztin Ihnen eine solche Operation vorschlägt, beraten Sie sich auf jedem Fall mit einer zweiten Fachperson, einem Arzt, einer Ärztin oder einer Beraterin in einem Frauengesundheitszentrum (dessen Anschrift finden Sie z. B. im Telefonbuch).

Schlafstörungen überwinden

Schlafstörungen in den Wechseljahren können unterschiedliche Ursachen haben. Wenn sie auf nächtliche Hitzewallungen zurückgehen, nutzen Ihnen vielleicht die Vorschläge im Abschnitt dort (☞ Seite 61 ff.).

Wenn sich Gedanken im Kopf festgesetzt haben

Möglicherweise liegen Sie aber wach, weil die Gedanken im Kreis gehen und Sie Bilanz ziehen. Auch wenn es vielleicht ungewohnt klingt: Nutzen Sie die Zeit, in der Sie wach liegen, den eigenen Standort neu zu bestimmen. Vielleicht helfen Gespräche mit dem Partner, einer Freundin oder einer professionellen Beraterin, Klarheit in die Gedanken zu bringen. Vielleicht hilft es Ihnen auch, wenn Sie aufstehen und Ihre Gedanken niederschreiben. Nicht jeder Brief, der so entsteht, muss abgeschickt werden! Überhaupt das Aufstehen: Schlafexperten empfehlen bei Ein- und Durchschlafstörungen, sich nicht allzu lange im Bett herumzuwälzen, sondern aufzustehen und sich zum Beispiel durch ein Buch abzulenken.

Schaffen Sie sich Einschlafrituale

Hilfreich können bei Einschlafstörungen Einschlafrituale sein: ein abendlicher Spaziergang, eine Tasse Tee oder heiße Milch mit Honig vorm Zu-Bett-Gehen, ein Entspannungsbad oder leichte Bettlektüre. Auch Entspannungsverfahren wie Yoga, Autogenes Training oder Progressive Muskelentspannung können sich lohnen. Vor allem die beiden letztgenannten sind leicht zu erlernen; erkundigen Sie sich bei der Volkshochschule, bei Sportvereinen oder anderen Bildungseinrichtungen nach Kursen.

Und schließlich: Seien Sie großzügig mit sich selbst. Sie müssen nicht jeden Morgen ausgeruht, wie aus dem Ei gepellt und voller Tatendrang an Ihrem Arbeitsplatz erscheinen!

Pflanzliche Mittel

Baldrian und Hopfen

Wenn alles nichts hilft, können pflanzliche Arzneimittel oder naturheilkundliche Mittel angewendet werden. Mittel, die Baldrian alleine oder Mischungen aus Baldrian und Hopfen enthalten, zusätzlich ergänzt mit Melisse oder Passionsblume, wirken schlaffördernd oder beruhigend. Die Wirkung tritt allerdings nicht unmittelbar ein – die Wirkung pflanzlicher Mittel setzt zumeist etwas langsamer ein als die der chemisch hergestellten. Gravierende Nebenwirkungen solcher pflanzlicher Beruhigungs- und Schlafmittel sind bisher nicht bekannt geworden. Sie sollten aber darauf achten, dass Sie nur Mittel mit europäischem Baldrian (Valeriana officinalis) und nicht mit mexikanischem oder indischem Baldrian einnehmen. In diesen Baldriansorten, die bei uns keine lange Tradition in der Anwendung als Arzneipflanze haben, sind unter Umständen Wirkstoffe enthalten (Valepotriate), die leberschädigend und möglicherweise sogar krebsauslösend wirken können, wenn sie über lange Zeit eingenommen werden.

Zur schlaffördernden Wirkung können auch kleine mit Hopfenzapfen oder Hopfenblüten gefüllte Kissen unter das Kopfkissen gelegt werden. Aus diesen Kissen strömt ein beruhigendes ätherisches Öl mit dem Wirkstoff Lupolon. Dieses ätherische Öl soll die Entspannung fördern und dadurch das Einschlafen erleichtern.

Rezeptfreie Schlafmittel

Für kurze Zeit können rezeptfreie Schlafmittel hilfreich sein

Wenn diese pflanzlichen Mittel nicht ausreichend wirken, können Sie auch Mittel mit den Wirkstoffen Doxylamin (z. B. in Gittalun) oder Diphenhydramin (z. B. in Dolestan) ausprobieren. Diese Wirkstoffe werden als Mittel bei Allergien angewendet. Da sie als Nebenwirkung aber Müdigkeit auslösen, werden sie auch als rezeptfreie Schlafmittel in der Apotheke verkauft. Sie sind aber nur für eine kurze Einnahmezeit (drei bis sechs Tage) zu empfehlen.

All diese Mittel der Selbstmedikation können natürlich Nebenwirkungen und Wechselwirkungen auslösen. Fragen Sie daher auch bei Arzneimitteln ohne Rezept in der Apotheke nach den möglichen Wechselwirkungen zu Arzneimitteln, die Sie ständig einnehmen müssen, damit es nicht zu Unverträglichkeiten kommt.

Vorsicht vor Valium und Co

Bei vielen anderen rezeptpflichtigen Schlafmitteln ist Vorsicht angebracht: Etliche können zu einer Arzneimittelabhängigkeit führen, vor allem solche aus der Familie der Benzodiazepine.

Vorsicht vor Schlaf- und Beruhigungsmitteln!

Viele Frauen greifen bei Schlafstörungen zu Schlaftabletten oder bekommen von ihrem Arzt bei Befindlichkeitsstörungen Beruhigungsmittel verschrieben; insbesondere Präparate aus der »Valium-Familie«. Mittel wie Adumbran oder Lexotanil, Normoc oder Tavor, Oxazepam- oder Diazepam-Generika werden als Beruhigungsmittel noch immer »gerne« verschrieben ebenso wie Rohypnol, Dalmadorm oder Mogadan als Schlafmittel. Problematisch ist bei diesen Mitteln nicht nur, dass ihre Wirkung allmählich nachlässt, sondern vielmehr die Gefahr, dass sich durch eine zu lange Verordnung eine Abhängigkeit entwickelt. Nach drei bis vier Monaten können die Entzugserscheinungen schon so schwerwiegend sein, dass diese Abhängigkeit nicht ohne ärztliche Hilfe überwunden werden kann. Daher werden die Mittel oftmals über Jahre weiterverordnet, damit die quälenden Entzugserscheinungen erst gar nicht auftreten.

Weiterhin wirken viele Mittel der »Valium-Familie« zu lange, dies betrifft vor allem Schlafmittel wie Rohypnol, Dalmadorm, Mogadan und Radedorm. Insbesondere bei älteren Frauen können am Morgen nach der Einnahme dieser Mittel »Hang-over-Probleme« mit Gangunsicherheit und Unkonzentriertheit eintreten. Als Folge kann es zu Stürzen und schwer heilenden Knochenbrüchen kommen.

Daher sollten diese Schlafmittel wie auch Beruhigungsmittel nur über kurze Zeit nach sorgfältiger Diagnose, Auswahl und Kontrolle eingenommen werden.

Stärkung der psychischen Befindlichkeit

Einige Frauen leiden während der Wechseljahre unter Reizbarkeit, Ängstlichkeit und depressiven Verstimmungen – der »Abschied« von der wenn auch manchmal belastenden Zeit mit der Regel kommt doch für viele überraschend und löst wehmütige Gedanken an eine zu Ende gehende Phase ihres Lebenszyklus aus. Lassen Sie sich Zeit, bis das Leben wieder im Gleichgewicht ist, und nutzen Sie die Zeit für Veränderungen. Die Wechseljahre sind eine gute Gelegenheit, um Pläne zu schmieden und alte Träume wahr zu machen.

Johanniskraut

Falls Sie sich stark durch Stimmungsschwankungen und depressive Phasen beeinträchtigt fühlen, können Präparate mit Johanniskraut helfen, die depressiven Stimmungen zu überwinden. Johanniskrautpräparate sind eine gute Alternative zu chemisch hergestellten Mitteln gegen leichte Depressionen. Aber auch hier gilt: Solche Präparate müssen gut ausgewählt werden, nicht mit allen sind klinische Studien zum Nachweis der Wirksamkeit durchgeführt worden. Fragen Sie in der Apotheke nach einem entsprechenden Produkt.

Bei schweren Depressionen zum Arzt gehen

Bevor Sie ein Arzneimittel mit Johanniskrautextrakt einnehmen, sollten Sie Ihre Ärztin oder Ihren Arzt um Rat fragen. Diese Mittel wirken nämlich nicht ausreichend bei schweren Depressionen. Daher ist es sinnvoll, die Symptome miteinander zu besprechen, damit eine entsprechende Diagnose nicht unterbleibt und eine notwendige Behandlung mit stark wirkenden Antidepressiva nicht verzögert wird.

Johanniskrauthaltige Mittel können Wechselwirkungen und Nebenwirkungen auslösen, schauen Sie daher genau den Beipackzettel an: So wird die Wirkung von Theophyllin (bei Asthma), von Indinavir (zur HIV/AIDS-Behandlung) oder von herzwirksamen Glykosiden (z. B. Digoxin) herabgesetzt; das gleiche gilt für den Wirkstoff Ciclosporin, der nach der Transplantation eingesetzt wird, um die Abstoßung des transplantierten Organs zu verhindern. (Der Vollständigkeit halber soll ergänzt werden, dass durch Johanniskrautpräparate auch die Wirksamkeit der »Pille« unzuverlässiger werden kann. Vorsicht also vor Weitergabe an andere Personen!)

Bach-Blüten

Bei vielen psychischen Missbefindlichkeiten werden auch Bach-Blüten empfohlen. Dies sind 38 unterschiedlich zusammengesetzte Tropfen mit pflanzlichen Inhaltsstoffen aus wild wachsenden Pflanzen, die nach dem Kochen in Wasser stark verdünnt werden. Die Herstellung erinnert daher ein wenig an homöopathische Mittel. Für den Begründer dieser Therapie, den englischen Arzt Edward Bach (1886 – 1936), der sich ausführlich mit der Homöopathie beschäftigt hat, gab es 38 Seelenzustände, die sich als negative Gefühle in Beschwerden äußern können. Ziel der Bach-Blüten-Therapie ist es, diese negativen Seelenzustände wieder in positive Grundgefühle und Tugenden zu verwandeln. Als Nr. 39 ergänzen die so genannten Rescue-Tropfen, eine Mischung aus fünf Blütenkonzentraten, die Palette des Angebotes.

Die Essenzen müssen aus Österreich über eine hiesige Apotheke importiert werden, ein Rezept muss vorgelegt werden. Da die gesetzlichen Krankenkassen die Verordnung von Bach-Blüten-Produkten nicht erlauben, muss neben dem Preis für die Mittel selber auch noch die Ausstellung eines Privatrezepts bei einer Ärztin oder einem Arzt bezahlt werden. Die Pflanzenauswahl, die Bach empfiehlt, lässt sich wissenschaftlich nicht begründen; dies gilt auch für die Herstellung der Blütenmittel. Die Beschränkung auf 38 Gemütszustände bedeutet eine willkürliche Eingrenzung von Beschwerden und Leiden. Und die Wirksamkeit dieser Therapie ist – anders als bei einigen pflanzlichen Arzneimitteln – nicht ausreichend nachgewiesen. Alles in allem ist diese Therapie daher weniger empfehlenswert als die Anwendung von erprobten pflanzlichen Arzneimitteln.

Hormone oder keine?

Für und Wider die Hormontherapie

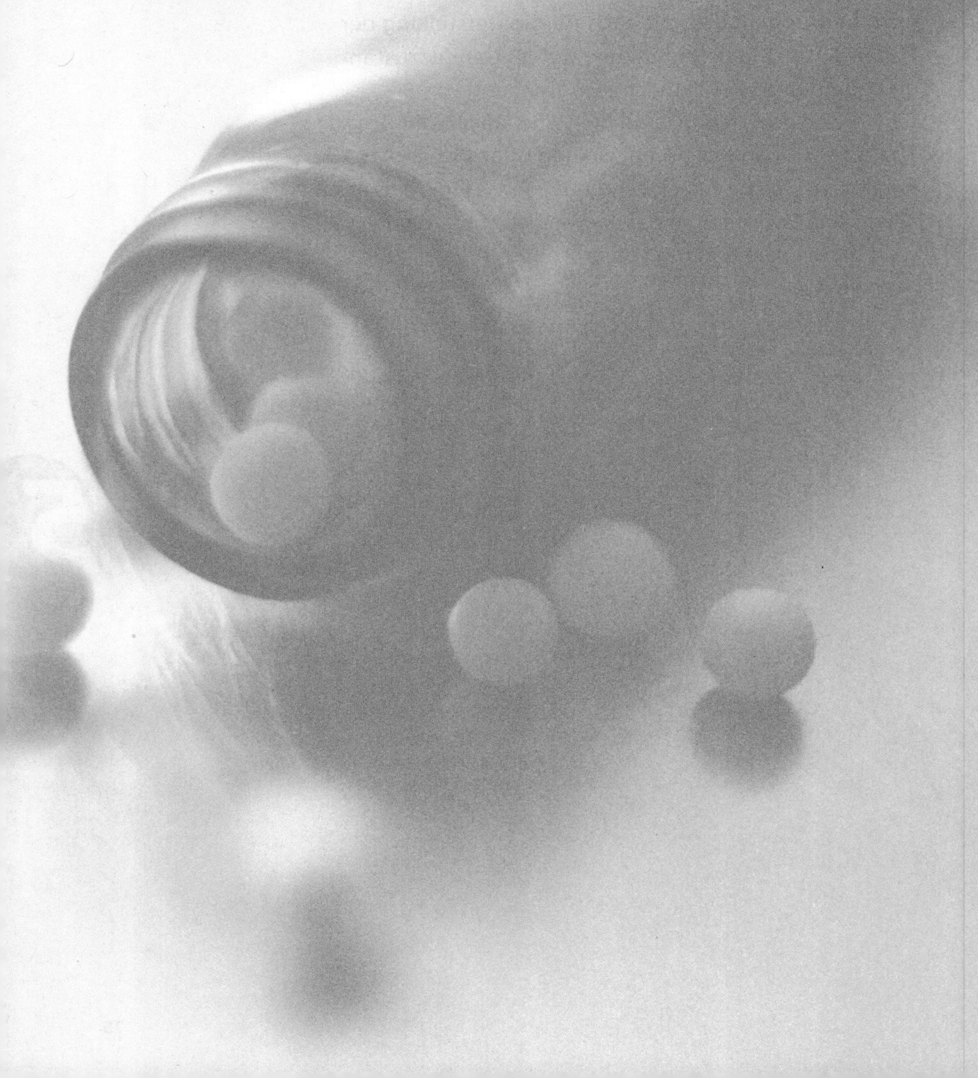

Über die Einnahme von Hormonpräparaten wird heftig gestritten, nicht nur im privaten Kreis, sondern auch unter Fachleuten. Bei der Abwägung der Risiken und des Nutzens ist es nicht so leicht, den Durchblick zu behalten und eine informierte Entscheidung zu treffen, denn heute hören Sie vielleicht im Radio, dass Hormonpräparate empfohlen werden, da sie vor Osteoporose schützen, und morgen lesen Sie in der Zeitung, dass vor der Einnahme von Hormonen gewarnt wird, weil das Brustkrebsrisiko steigt. Was ist nun dran an diesen widersprüchlichen Meldungen?

Informationen zu Hormonen sind widersprüchlich

Die unterschiedlichen Aussagen in den Medien spiegeln den Stand der wissenschaftlichen Diskussion wider: Die vorliegenden Studien belegen einerseits die positiven Wirkungen der Hormone auf die Knochendichte und auf die Linderung von Wechseljahrsbeschwerden, aber sie weisen andererseits auch auf die gravierenden Risiken einer langfristigen Einnahme hin. Bei der Beurteilung der Studien steckt die Tücke oft im Detail, und je nach dem, ob ein Wissenschaftler zu den Hormonbefürwortern oder zu den Gegnern gehört, wird mal der eine, mal der andere Aspekt betont.

Beim Blick auf die verschiedenen wissenschaftlichen Studien stützen wir uns auf das Prinzip der Evidenzbasierten Medizin, das heißt wir bewerten sie im Hinblick darauf, wie zuverlässig die Aussagen überhaupt sein können.

Die systematische Bewertung wissenschaftlicher Studien

Was ist Evidenz-basierte Medizin?

Kein Arzt sollte seine Entscheidung nur auf seine Intuition stützen, sondern auch auf der Grundlage wissenschaftlicher Studien begründen können. Aber der Wissensstand ändert sich in der Medizin rapide, und es ist schwer, jederzeit auf dem aktuellsten Stand zu sein. Erschwerend kommt hinzu, dass die Ergebnisse wissenschaftlicher Studien häufig widersprüchlich sind, weil sich zum Beispiel die untersuchten Patientengruppen voneinander unterscheiden. Hier setzt die Evidenz-basierte Medizin an (Evidenz = wissenschaftlich abgesicherte Gewissheit). In eigens dafür eingerichteten Forschungsinstituten werden zu einzelnen medizinischen Themen die vorhandenen Studien gesammelt und systematisch bewertet. Je höher die Qualität der Studie, desto stärker werden die Ergebnisse gewichtet. Folgende Studientypen lassen sich unter anderem voneinander unterscheiden:

Beobachtungsstudien sind wenig aussagekräftig

Beobachtungsstudien: Hier wird eine Gruppe von Frauen über mehrere Monate oder Jahre hinweg beobachtet und untersucht. So könnte eine Gruppe 50-jähriger Frauen, die Hormone einnehmen, über einen Zeitraum von 10 Jahren befragt werden, um zu sehen, wie sich das Wohlbefinden durch die Hormoneinnahme verändert. Möglicherweise hat es sich verbessert, aber ohne eine Vergleichsgruppe ist diese Aussage wertlos: denn vielleicht verbessert sich das Befinden unabhängig von der Hormoneinnahme, einfach, weil die Zeit vergeht. Deshalb werden üblicherweise zwei oder mehr Gruppen miteinander verglichen, zum

Beispiel Frauen, die Hormone einnehmen, mit solchen, die dies nicht tun. Viele Ergebnisse zu Risiken und Nutzen der Hormontherapie stammen aus solchen Beobachtungsstudien. Das Problem: Die Frauengruppen unterscheiden sich von vornherein («Selektionseffekt«). So zeigen einige Studien, dass Frauen, die Hormone einnehmen, in der Regel gesünder sind und sich auch gesundheitsbewusster verhalten als Frauen, die dies nicht tun. Wen wundert es da, wenn diese Gruppe seltener einen Herzinfarkt erleidet? Dies ist dann kein Effekt der Hormontherapie, sondern auf den gesünderen Lebensstil zurückzuführen.

Fall-Kontroll-Studien geben erste Hinweise auf Risiken

Fall-Kontroll-Studien: Dieser Studientyp liefert bessere Ergebnisse, die deshalb stärker gewertet werden können als jene aus Beobachtungsstudien. Verglichen wird eine Gruppe kranker Frauen (z. B. Brustkrebskranke) mit einer Gruppe gesunder Frauen, die sich hinsichtlich Alter, Familienstand, Wohnort usw. von der ersten Gruppe nicht unterscheiden. (Die Frauen der ersten (kranken) Gruppe werden »Fälle« genannt, die der zweiten Gruppe »Kontrollen«, daher der Begriff »Fall-Kontroll-Studie«.) Die Frauen beider Gruppen werden befragt und untersucht, und es werden Faktoren und Merkmale gesucht, hinsichtlich derer sich die beiden Gruppen unterscheiden. Stellt man zum Beispiel fest, dass die an Brustkrebs erkrankten Frauen häufiger Hormone in den Wechseljahren eingenommen haben, wird dies als Beleg für ein erhöhtes Brustkrebsrisiko gewertet.

Randomisierte, kontrollierte Studien liefern zuverlässige Ergebnisse

Randomisierte, kontrollierte Studie: Dies ist der beste Studientyp. Hier werden Frauen per Zufall («randomisiert«) der einen oder anderen Gruppe zugeordnet. Während die Frauen der ersten Gruppe dann zum Beispiel ein Hormonpräparat einnehmen, bekommen die Frauen der zweiten Gruppe ein Placebo (Scheinmedikament). Mögliche Unterschiede können so tatsächlich auf das Medikament zurückgeführt werden, weil sie nicht durch einen Selektionseffekt beeinflusst sind. Zur Wirkung der Hormontherapie gibt es bislang erst eine randomisierte, kontrollierte Studie, die in den USA durchgeführte »Women's Health Initiative« (WHI). Sie wurde 1996 gestartet und umfasst mehrere Teilstudien. In einer Teilstudie erhielt eine Gruppe ein bestimmtes Hormonpräparat (eine in den USA übliche Kombination aus Östrogen und Gestagen), eine zweite Gruppe erhielt ein Placebo. Über 16 000 Frauen sollten bis zum Jahr 2008 untersucht werden. Die Studie sollte eine Antwort auf die Frage geben, ob sich die beiden Gruppen hinsichtlich positiver und negativer Effekte unterscheiden; untersucht wurden unter anderem Brust- und Darmkrebs, Osteoporose und Herz-Kreislauf-Krankheiten. Im Sommer 2002 wurden die Ergebnisse der Zwischenauswertung vorgelegt: Zwar sinkt das Risiko für Osteoporose und für Darmkrebs, aber das Risiko für Brustkrebs und Herz-Kreislauf-Erkrankungen steigt. Aus diesem Grund wurde die Teilstudie abgebrochen.

WHI-Studie wurde wegen zu großer Risiken abgebrochen

Inwieweit die Ergebnisse auf Deutschland übertragen werden können, ist Thema eines offenen Streits, denn die in den USA verordneten Medikamente unterscheiden sich von den in Deutschland üblichen, wie die Pharmaindustrie nicht müde wird zu betonen. Da in Deutschland aber keine vergleichbare Studie durchgeführt wurde oder geplant ist, gemahnen auch bei uns die Ergebnisse zur Vorsicht. So hat auch das für die Zulassung von Arzneimittel zuständige Bundesinstitut für Arzneimittel und Medizinprodukte (BfArM) im Juli 2002 reagiert: »Die Annahme, dass die in der WHI-Studie mit Östrogen und dem Gestagen MPA erhobenen Befunde auch auf andere Östrogen-Gestagen-Behandlungsregime übertragbar sind, liegt nahe.«

Übertragbarkeit der Ergebnisse auf Deutschland nicht ganz klar

Ob Hormonpräparate zu kosmetischen Zwecken, zur Linderung von Wechseljahrsbeschwerden oder zur Verhinderung altersbedingter Erkrankungen eingesetzt werden – das ist generell ein wesentlicher Unterschied für die Bewertung der damit verbundenen Risiken.

Hormone lindern Beschwerden

Die Verhinderung von Herz-Kreislauf-Erkrankungen, Osteoporose und Alzheimer ist als Argument für die Verordnung in den vergangenen Jahren immer weiter in den Vordergrund gerückt. Aber während der (kurzfristige) Einsatz der Östrogene zur Linderung von Hitzewallungen und anderen Wechseljahrsbeschwerden eindeutig belegt ist, ist der (langzeitige) Einsatz der Präparate zur Prophylaxe sehr umstritten. Es mehren sich die Hinweise aus seriösen Studien, dass die Risiken weitaus höher sind als der Nutzen. Der Hinweis auf die Risiken einer Hormonverordnung zur Prävention wiegt umso schwerer, als *gesunden* Frauen die Medikamente verordnet werden. Denn hier muss besonders sorgfältig abgewogen werden, ob der Nutzen tatsächlich größer ist als der Schaden.

Bei der Prävention sind die Risiken der Hormone größer als der Nutzen

Noch dringlicher stellt sich die Situation dar, wenn die Hormone zu kosmetischen Zwecken eingenommen werden, damit die Haut straff und faltenlos, der Körper beweglich und vital und das Sexualleben lustvoll bleiben. Mal abgesehen davon, dass Hormone zwar hoch wirksame Medikamente sind, aber auch keine Wunder bewirken und zum Beispiel eine zerrüttete Partnerschaft kitten können, stehen die wissenschaftlichen Belege für diese Versprechen weitgehend aus.

Hormone sind kein Jungbrunnen

In den Anfangsjahren der Hormontherapie wurden die Präparate als Jungbrunnen angesehen, und bis heute haben sie nichts von diesem Mythos eingebüßt. Im Gegenteil: Im Zuge der Anti-Aging-Welle sind Hormone im Aufwind, nicht nur die Östrogene, sondern auch DHEA, Melatonin und andere. Angesichts der erheblichen Risiken kann von einem Gebrauch zu kosmetischen Zwecken nur abgeraten werden!

Hormone zur Prävention?

Seit den 80er-Jahren werden Hormone zunehmend mit dem Argument verschrieben, sie schützten vor altersbedingten Erkrankungen: Östrogene sollen den Abbau der Knochensubstanz verhindern, die Häufigkeit von Herzinfarkten und Schlaganfällen verringern und Demenzerkrankungen wie Alzheimer zurückdrängen. Selbst bei Frauen, die bereits an einer Herzkrankheit leiden, sollen Hormone verhindern, dass sie einen erneuten Infarkt bekommen oder Frauen, die an Osteoporose erkrankt sind, vor weiteren Knochenbrüchen schützen. Ergebnisse aus Beobachtungsstudien (☞ Seite 78 f.) stützten zunächst diese Vermutungen, aber durch neuere Studien besserer Qualität müssen die Ergebnisse relativiert werden.

Kein Schutz vor Herz-Kreislauf- und Demenzerkrankungen

Die Hoffnung, dass Frauen, die bereits einen Herzinfarkt erlitten haben, durch die Einnahme von Östrogenen vor *einer erneuten Herzerkrankung* geschützt sind, ließ sich in seriösen Studien nicht bestätigen. Im Gegenteil: Das Risiko für einen Herzinfarkt und einen Herztod ist in der Gruppe der Hormonanwenderinnen sogar leicht erhöht. Aber auch gesunde Frauen werden durch Östrogene nicht vor einer *Herz-Kreislauf-Erkrankung* geschützt. Die Zwischenauswertung der WHI-Studie zur Wirkung der Hormontherapie (☞ Seite 80 f.) zeigt im Gegenteil, dass das Risiko einen Schlaganfall zu erleiden, in der Gruppe der Hormonanwenderinnen um 41 %, jenes für koronare Herzkrankheiten (z. B. Herzinfarkt) um 29 % und das Risiko für Embolien sogar um 100 % erhöht ist. In absoluten Zahlen heißt dies: Pro 10 000 Frauen, die ein Jahr lang die untersuchten Hormonkombinationen eingenommen haben, erkranken acht an Schlaganfällen, sieben an Herzinfarkt oder anderen koronaren Erkrankungen und acht an Lungenembolien.

Risiko für Herz-Kreislauf-Krankheiten steigt durch Hormone

Auch die Hoffnung, durch die Einnahme von Östrogenen ließe sich das Risiko gesunder Frauen an *Alzheimer* zu erkranken senken, hat sich nicht erfüllt. Die Annahme, dass bereits erkrankte Frauen von einer Hormontherapie profitieren, konnte ebenfalls nicht bestätigt werden.

Alzheimer lässt sich durch Hormone nicht verhindern

Positiver Einfluss auf die Knochen

Unumstritten ist dagegen, dass Östrogene den *Abbau von Knochenmasse* verlangsamen – allerdings nur so lange, wie die Medikamente auch eingenommen wer-

Hormone verhindern Knochenbrüche

den. Bei der zuvor erwähnten WHI-Studie wurde die Zahl der Hüftbrüche um 24 % verringert, das heißt in absoluten Zahlen: Wenn 10 000 Frauen die untersuchte Hormonkombination einnehmen, vermindern sich die Hüftbrüche um fünf Fälle (mehr dazu ☞ Seite 86 ff.).

... aber auch durch Bewegung und Ernährung können die Knochen geschützt werden

Gesunde Frauen, die sich vor Osteoporose schützen wollen, müssten die Hormone ein Leben lang einnehmen. Erst dann wird das Risiko für Knochenbrüche insgesamt und für Brüche der Hüfte verringert. Durch Körpertraining und eine gesunde Ernährung (☞ Kapitel 7) können aber ähnlich positive Effekte erzielt werden.

Krebsrisiken durch die Hormoneinnahme

Gebärmutter muss durch Gestagene geschützt werden

Östrogene (vor allem Estradiol und konjugierte Östrogene, ☞ Seite 89 ff.) steigern das Risiko für *Gebärmutterschleimhautkrebs*. Gestagen reduziert dagegen dieses Risiko. Frauen, die Östrogene einnehmen, müssen deshalb grundsätzlich auch ein Gestagen einnehmen (sei es in Form eines Kombinationspräparates oder als zusätzliche Tablettengaben) – es sei denn, eine Frau hat keine Gebärmutter mehr.

Risiko für Brustkrebs steigt

Nach den Ergebnissen der WHI-Studie steigt das Risiko für *Brustkrebs* um 26 %. In absoluten Zahlen ausgedrückt: pro 10 000 Frauen, die die in der Studie verwendeten Hormone einnahmen, pro Jahr um acht Fälle. Das Risiko steigt mit jedem Jahr der Einnahme bereits ab dem ersten Jahr, sinkt aber nach Absetzen der Präparate wieder ab. Da Brustkrebs die häufigste Krebserkrankung von Frauen ist, wiegt diese Risikoerhöhung besonders schwer. Aufgrund dieses Ergebnisses wurde übrigens die WHI-Studie vorzeitig abgebrochen, da die Studienleiter nicht mehr vertreten konnten, dass Frauen im Rahmen einer wissenschaftlichen Studie einem solchen Risiko ausgesetzt werden. Der Einwand einiger Ärzte, die durch die Hormontherapie entstehenden Tumore seien besonders gut zu behandeln, entbehrt jeder wissenschaftlichen Grundlage und kann nur als zynisch und Frauen verachtend gewertet werden!

Ein weiterer Einflussfaktor auf die Brustgesundheit: Durch die Einnahme von Östrogenen bleibt das Brustgewebe straff. Dies ist zwar ein aus »ästhetischen Gründen« vielleicht gewollter Effekt, der sich aber bei einer Mammographie (Röntgenaufnahme der weiblichen Brust zur Krebsfrüherkennung) nachteilig auswirkt: Die Röntgenstrahlen können das dichte Brustgewebe schlechter durchdringen, sodass Knoten schlechter entdeckt werden.

Östrogene verringern das Risiko für Darmkrebs

Positiv wirkt sich dagegen die Hormongabe auf die Zahl der Fälle mit *Darmkebs* aus; nach den Ergebnissen der WHI-Studie sinken sie um 37 %, sechs Fälle weniger bezogen auf 10 000 Frauen, die die ausgewählte Hormonkombination eingenommen hatten.

Östrogene sollten bei gesunden Frauen nur zur Linderung von ausgeprägten Wechseljahrsbeschwerden, nicht aber zur Prävention eingesetzt werden

Als Fazit bleibt: Die Hoffnungen, die in die Hormone zur Prävention altersbedingter Erkrankungen gesetzt wurden, haben sich nur teilweise erfüllt. Expertinnen und Experten zum Beispiel des Bundesinstituts für Arzneimittel und Medizinprodukte (BfArM) raten deshalb, die Risiken sorgfältig gegen den Nutzen abzuwägen. Zur Prävention altersbedingter Erkrankungen sollte vorerst auf Hormone verzichtet werden, zumal mit Bewegung und Ernährung ähnlich gute Effekte erzielt werden können.

Hormone beim Risiko für Osteoporose

Der Einsatz von Hormonen bei gesunden Frauen zur Verhinderung von Osteoporose wird heute angesichts des erhöhten Risikos für Brustkrebs sehr kritisch beurteilt. Auch die Frage, ob Hormone eingenommen werden sollten, wenn ein erhöhtes Risiko für Osteoporose vorliegt, lässt sich angesichts der vorliegenden Studien nicht so einfach beantworten.

Was ist Osteoporose?

Bei der Osteoporose (griechisch: osteo = Knochen; poro = Loch) handelt es sich um einen krankhaft beschleunigten Abbau von Knochensubstanz. Die Knochen werden porös, sie verlieren langsam an Festigkeit. In den Knochen können zahlreiche winzige Risse entstehen, die bereits bei geringfügiger Belastungen zu Knochenbrüchen führen können.

Osteoporose tritt zwar erst im mittleren oder höheren Alter auf, doch die Grundlagen dafür werden schon lange vorher gelegt. Bis zum 30. Lebensjahr sind hundert Prozent der Knochenmasse aufgebaut. Je höher der Gehalt an Knochenmineralien bzw. je höher die Knochendichte ist, desto geringer ist das Risiko für Knochenbrüche oder Osteoporose. Wichtigste Voraussetzung für eine hohe Knochendichte ist eine von Kindheit an ausreichende Calciumzufuhr mit der Ernährung, da dieser Mineralstoff der wichtigste Baustein unseres Knochengewebes ist.

Wenn Frauen ein erhöhtes Risiko für Osteoporose haben (☞ Seite 88) und die Knochen schnell demineralisieren (>3,5 % pro Jahr), feststellbar zum Beispiel über die ausgeschiedene Menge Calcium im Morgenurin, oder wenn die Osteoporose bereits eingetreten ist (z. B. erkennbar an einzelnen Wirbelbrüchen), wurde bislang zu einem stärker wirksamen Hormon wie Estradiol (☞ Seite 93 ff.) geraten. Da diese Behandlung aber über viele Jahre fortgeführt werden muss, wird sie heute unter dem Aspekt der bekannt gewordenen Risiken nicht mehr generell empfohlen. Das schwächer wirksame Estriol (☞ Seite 92 f.), das sich wegen des geringen Krebsrisikos anbieten könnte, ist in diesem Falle nicht ausreichend wirksam.

Biphosphonate zur Behandlung einer Osteoporose geeignet

Als Alternative zur Behandlung bei Frauen, die bereits unter Brüchen leiden, werden Bisphosphonate (z. B. Fosamax, Actonel 5 oder Aredia) empfohlen. Mit diesen Mitteln wird auch eine Osteoprorose-Prophylaxe als möglich erachtet, wenn noch keine Wirbelbrüche aufgetreten sind. Allerdings liegen bislang nur Studien über einen Vierjahreszeitraum vor, sodass die Langzeiteffekte bislang nicht bewertet werden können.

Bisphosphonate sind rezeptpflichtig – beraten Sie sich daher mit Ihrer Ärztin oder Ihrem Arzt darüber, welches Präparat für Sie in Frage kommt: Die individuelle Auswahl und Dosierung ist heutzutage eine wichtige Voraussetzung, um die Wirksamkeit einer Behandlung zu sichern und die unerwünschten Wirkungen in Grenzen zu halten.

Übrigens: Wenn Sie bereits über lange Zeit Hormone zur Behandlung einer Osteoporose eingenommen haben und nun nicht mehr einnehmen möchten, können Sie sicherlich zu anderen Arzneimitteln wechseln, die sich bei der Osteoporose-Behandlung bewährt haben. Sie müssen aber davon ausgehen, dass Sie die Wechseljahresbeschwerden »nachholen« – es kann also durchaus zu den typischen Beschwerden wie Hitzewallungen, Schwitzen oder Hauttrockenheit kommen, die Sie bislang mit der Hormontherapie unterdrückt haben.

Risikofaktoren für Osteoporose

Erhöhte Gefahr für Osteoporose betrifft vor allem Frauen

- deren Mütter unter schwerer Osteoprose litten
- bei denen bereits ein Wirbelkörperbruch aufgetreten ist
- die ein niedriges Körpergewicht haben
- bei denen die Menopause relativ früh aufgetreten ist (von der ersten bis zu letzten Menstruation weniger als 35 Jahre)
- die rauchen oder häufig Alkohol trinken
- die wenig Calcium mit der Nahrung aufnehmen (z. B. wenig Käse, Milch oder Milchprodukte)
- die körperlich wenig aktiv sind
- die häufig lang wirkende Beruhigungsmittel einnehmen
- die eine Schilddrüsenunterfunktion haben (die Schilddrüse produziert für die Knochen ein Schutzhormon, Calcitonin)
- die zuckerkrank sind (Diabetikerinnen), denn ständige Blutzuckerschwankungen bedeuten eine höhere Calciumausscheidung und dadurch instabilere Knochen oder
- die über längere Zeit Kortison als Tabletten oder Salbe bekommen haben (nicht als Asthmaspray).

Hormone zur Behandlung von Wechseljahrsbeschwerden

Bei Wechseljahrsbeschwerden sind die Wirkungen von Hormonpräparaten gut belegt. Zur Linderung von Hitzewallungen und anderen Beeinträchtigungen reicht häufig eine kurze Behandlungsdauer. Schon nach einem Jahr können die Mittel versuchsweise »herunterdosiert« oder ganz abgesetzt werden, weil dann bereits die Beschwerden durch die Umstellung der Hormonbildung verringert sein können, die »schlimmste« Zeit ist überstanden. Länger als vier Jahre sollten die Mittel zur Behandlung von Wechseljahresbeschwerden nicht angewendet werden, weil dann die Risiken der Einnahme den Nutzen übersteigen.

Hormone lindern Hitzewallungen, sollten aber nur über einen möglichst kurzen Zeitraum eingenommen werden

Östrogen ist nicht gleich Östrogen

Es lassen sich verschiedene Östrogene voneinander unterscheiden, die auch unterschiedlich stark wirken. Am schwächsten wirkt das Estriol, während das Estradiol und die so genannten konjugierten Östrogene stärker wirksam sind. Estriol und Estradiol kommen auch im Körper der Frau vor und werden daher als »natürliche Östrogene« bezeichnet. Sie werden allerdings heute synthetisch hergestellt. In vielen Präparaten befindet sich auch Estradiolvalerat, das aber im Körper rasch zu Estradiol umgebildet wird. Konjugierte Östrogene sind ein Gemisch von Substanzen, die bei Frauen nicht vorkommen. Sie werden aus dem Harn trächtiger Stuten gewonnen, ein mehr und mehr mit Recht kritisiertes »Herstellungsverfahren«.

Konjugierte Östrogene – Ein Fall für den Tierschutz?

Zur Linderung von Wechseljahrsbeschwerden werden häufig konjugierte Östrogene verschrieben (z. B. Presomen, Climarest). Diese Präparate werden nicht synthetisch hergestellt, sondern aus dem Harn trächtiger Stuten gewonnen. Was sich so »natürlich« anhört (und von den Hormonherstellern auch so vermarktet wird), ist in Wahrheit ein großes Geschäft, das mit Massentierhaltung einher geht: 75 000 Stuten werden jährlich auf etwa 600 Farmen in den USA und Kanada künstlich befruchtet. Die sieben bis elf Monate dauernde Tragzeit verbringen die Stuten überwiegend in engen Boxen; an ihr Hinterteil ist während der ganzen Zeit eine Vorrichtung geschnallt, die den Urin auffängt. Die Tiere können sich deshalb nur wenig bewegen. Viele Tiere müssen vorzeitig geschlachtet werden, weil sie aufgrund des Bewegungsmangels lahmen. Auch die Fohlen leben nicht lange: Nach vier Monaten werden sie der Mutter weggenommen, etwa 50 000 Tiere werden sofort geschlachtet (weitere Informationen bei der Tierschutzorganisation PETA: www.peta.de/presomen).

Die Art des Hormons ist abhängig von der Wechseljahrsphase

Für die Entscheidung, ob überhaupt und welche Hormone notwendig sind, muss zunächst die Phase der Wechseljahre bestimmt werden: In der *Prämenopause* kommen vor allem erste Zyklusunregelmäßigkeiten, psychovegetative Beschwerden wie Hitzewallungen und Schweißausbrüche sowie depressive Verstimmungen und Schlafstörungen vor. Der Östrogenspiegel liegt noch relativ hoch, ein Präparat mit hohem

Östrogenanteil oder mit einem stark wirksamen Östrogen kann daher zu typischen Beschwerden wie Brustspannen oder Gewichtszunahme führen. Wenn überhaupt sind also niedrig dosierte Östrogene bzw. Estriol-haltige Mittel (☞ Seite 92 f.) sinnvoll.

Die *Perimenopause* ist gekennzeichnet durch starke Hormonschwankungen und unregelmäßige Blutungen, hier werden Präparate mit bestimmten Gestagenen empfohlen, mit denen der Ablauf des Zyklus normalisiert werden kann.

In der *Postmenopause* ist die körpereigene Produktion der Geschlechtshormone fast völlig eingestellt. Untersuchungen zeigen, dass Frauen in dieser Zeit ein Hormonpräparat bevorzugen, das sicher frei von Blutungen macht. Dies kann mit unterschiedlichen Östrogenhaltigen Mitteln erreicht werden, die nicht mehr zyklisch eingenommen werden müssen.

Zyklische Einnahme und Kombinationspräparate
Estradiol und konjugierte Östrogene werden in der Regel mit einem zweiten Hormon, dem Gestagen, kombiniert, um das Risiko für eine Krebserkrankung der Gebärmutterschleimhaut niedrig zu halten (Ausnahme: Frauen, die keine Gebärmutter mehr haben, können Östrogene »solo« einnehmen). Dabei gibt es zwei Hauptanwendungsformen: Entweder jede Tablette enthält sowohl Östrogen als auch Gestagen (Kombinationspräparate) oder Sie nehmen 21 Tage lang Östrogentabletten (bzw. kleben Östrogen-haltige Pflaster) und nehmen in den letzten 10 bis 14 Tagen zusätzlich Gestagen ein (zyklische Einnahme). Danach kommt es zu einer tablettenfreie Woche, in der eine leichte Blutung einsetzen kann. Nach sieben Tagen beginnt ein neuer 21-tägiger Einnahmezyklus.

Estriol

Bei klimakterischen Beschwerden ist das schwach wirksame Estriol in den meisten Fällen ausreichend. Es eignet sich bei Hitzewallungen und trockener Haut, vor allem im Genitalbereich, wenn die Menstruation nicht mehr auftreten soll. Estriol verbessert die Durchblutung der Scheidenschleimhaut, es bilden sich auch neue Blutgefäße aus. Wenn es in Dosierung von bis zu 2 mg täglich – ausreichend für die Behandlung von Wechseljahresbeschwerden – eingenommen wird, wird die Gebärmutterschleimhaut gar nicht oder nur kaum zum Wachsen anregt; deshalb ist es nicht notwendig, zusätzlich Gestagen einzunehmen. Bisher ist mit Estriol kein Krebsrisiko bekannt geworden.

Durch lokale Estriol-Behandlung werden auch andere Beschwerden gelindert

Estriol-haltige Mittel sind als Tabletten, Salbe und Zäpfchen im Handel und müssen verschrieben werden (z. B. Estriol, Gynäsan 1000, Oekolp, Ovestin). Bei Beschwerden wie Trockenheit der Vagina ist die örtliche Behandlung mit Salbe oder Scheidenzäpfchen sicher am sinnvollsten. Dabei werden etwa 25 bis 30 % des Wirkstoffes in den Körper aufgenommen, sodass die Wirkung nicht nur lokal an den Schleimhäuten der Vagina auftritt, sondern auch alle anderen Wechseljahresbeschwerden mitbehandelt werden.

Einnahmeschema für Estriol

Wenn Estriol in Tablettenform eingenommen wird, hat sich ein bestimmtes Einnahmeschema bewährt: Nehmen Sie in der ersten Woche drei Tabletten täglich, in der zweiten Woche zwei und in der dritten Woche jeden Tag eine Tablette. Wenn ausschließlich Beschwerden der Vagina behandelt werden sollen, reicht eine Tablette täglich aus. Die gesamte Tagesdosis sollte immer auf einmal geschluckt werden. Wenn die Dosierung auf den Tag verteilt oder über vier Tabletten täglich erhöht wird, kann auch Estriol das Wachstum der Gebärmutterschleimhaut anregen und damit die Gefahr eines Krebsrisikos erhöhen. Außerdem müssen Sie in diesem Falle, wie bei den anderen stärker wirkenden Östrogenen, zusätzlich Gestagene einnehmen.

Die Tagesdosis immer auf einmal schlucken

Estradiol und konjugierte Östrogene

Wenn Estriol nicht ausreichend wirkt, sollte ein stärker wirkendes Östrogen wie das Estradiol in möglichst niedriger Dosierung versucht werden. Dieses Mittel wirkt aber wachstumsfördernd auf die Schleimhaut der Gebärmutter und ist daher mit einem möglichen Risiko einer Krebserkrankung der Gebärmutter verbunden. Wichtig ist bei Frauen mit Gebärmutter in jedem Falle die Einnahme von Gestagenen.

Estradiol und konjugierte Östrogene wirken stärker

Nach neueren Studien sollten stärker wirkende Östrogene (konjugierte Östrogene, aber auch Estradiol) nicht mehr über längere Zeit bei im Wesentlichen gesunden Frauen ohne ausgeprägte Wechseljahresbeschwerden eingesetzt werden. Zwar sind die Mittel in den Studien, die ein erhöhtes Krebsrisiko gezeigt haben, länger als fünf Jahre angewendet worden, es ist jedoch nicht auszuschließen, dass auch bereits kürzere Einnahmezeiten mit einem Risiko verbunden sein könnenn

Bei gezielten Beschwerden besser ein anderes Östrogen wählen

Verschiedene Anwendungsformen

Die verschreibungspflichtigen Präparate sind als Tabletten, Tropfen, Gel und als Pflaster im Handel. Die fünf am häufigsten verordneten Mittel sind Presomen comp., Kliogest N, Climopax, Estragest TTS und Activelle.

Tabletten

Präparate in Tablettenform enthalten entweder gleichzeitig Östrogen und Gestagen (Kombinationspräparate) oder Östrogen. Dann müssen in der zweiten Zyklushälfte zusätzlich Gestagene eingenommen werden (zyklische Einnahme).

Gel

Gele können Sie entweder direkt um den Genitalbereich herum auftragen oder auf einen Oberschenkel. Am besten wechseln Sie die Auftragestelle täglich. Nach dem Auftragen lassen Sie das Gel antrocknen und waschen sich dort eine Stunde lang nicht. Auch hier sind natürlich Gestagengaben als Tabletten notwendig.

Pflaster

Auch bei Östrogen-Pflastern (sog. TTS = Transdermale Therapeutische Systeme) muss an die Anwendung von Gestagenen gedacht werden; die relativ bequeme Pflasteranwendung führt nämlich oft dazu, dass die zusätzliche Einnahme von Tabletten vergessen wird. Die üblichen Pflaster halten jeweils eine halbe Woche, am besten planen Sie zwei regelmäßige »Pflastertage« ein, damit Sie den Wechsel nicht vergessen. Als Klebestelle eignen sich am besten Gesäß, Hüften, Oberschenkel und Bauch. Nach drei Wochen wird eine vierte pflasterfreie Woche dazwischen geschoben. Meist werden schon während der letzten drei Pflaster in der dritten Woche die verordneten Gestagen-Tabletten eingenommen.

Depot-Spritze vermeiden

Was Sie möglichst vermeiden sollten: Immer noch werden auch Depot-Spritzen (z. B. Gynodian depot) mit Estradiol angewendet. Solche Präparate sind wenig geeignet, da die Hormonfreisetzung relativ schlecht steuerbar ist. Außerdem enthält das Mittel ein schwaches männliches Geschlechtshormon, das auch Vermännlichungserscheinungen (z. B. tiefe Stimme) hervorrufen kann.

Dosierung

Möglichst niedrige Dosierung wählen

Die Dosierung sollte möglichst niedrig sein, zum Beispiel 1 mg Estradiol oder 0,3 mg konjugierte Östrogene oder 25 Mikrogramm per Pflaster. In dieser Dosierung sind zwar die Hitzewallungen noch ein wenig zu spüren, sie sind aber nicht mehr so beeinträchtigend. Nach einigen Wochen kann die Dosis weiter reduziert werden. Es ist also unnötig, über lange Zeit gleichbleibend hohe Dosen zu nehmen. Die notwendige Dosierung kann sich auch je nach Phase der Wechseljahre ändern. Daher sollten mögliche Dosisanpassungen jeweils mit der Ärztin oder dem Arzt besprochen werden.

Präparate langsam absetzen

Zu Beginn der Therapie wird typischerweise eine zyklische Dosierung empfohlen, bei der es dann jeweils zu einer menstruationsähnlichen Abbruchblutung kommt. Zu einem späteren Zeitpunkt können Hormonkombinationen mit Östrogenen und Gestagenen, die täglich eingenommen werden, gewählt werden (z. B. Mericomb), mit denen keine Blutungen vorkommen. Nach drei bis sechs Monaten sind die körperlichen Symptome zumeist verschwunden. Wenn die Mittel bei Wechseljahresbeschwerden eingesetzt werden, kann dann bereits versucht werden, die Mittel wieder langsam abzusetzen. Damit der abrupte Hormonentzug nicht die bekannten Beschwerden wieder aufflammen lässt, sollten Sie die Mittel zunächst noch jeden zweiten Tag anwenden. Wenn die Beschwerden nach dem endgültigen Absetzen nach zwei bis drei Monaten wieder genau so stark wie zu Beginn der Hormoneinnahme auftreten, können Sie erneut mit der Einnahme beginnen.

Der Hormonspiegel soll über den Tag hinweg möglichst gleich bleiben, deshalb sollten die Mittel auch immer zur gleichen Tageszeit angewendet werden. Wenn Sie die Einnahme vergessen, sollten Sie sie innerhalb von 12 Stunden nachholen. Wenn Sie die Anwendung mehrfach vergessen, kann es zu Schmierblutungen kommen. Am besten nehmen Sie die Mittel abends mit einem Glas Milch ein. So werden die Hormone am besten im Körper aufgenommen.

Weitere Nebenwirkungen

Die Verträglichkeit der Mittel zeigt sich meist bereits nach einigen Wochen, manchmal allerdings erst nach zwei bis drei Monaten. Typischerweise können Brustspannen und Ausfluss auftreten. Bei einer Behandlung gegen Wechseljahresbeschwerden sollte dann versucht werden, die Dosierung zu verringern. Ansonsten kommen nervöse Unruhe, Kopfschmerzen, Schwindel, Wassereinlagerungen (Ödeme) mit Gewichtszunahme vor. Wenn normalerweise keine Regelblutung mehr erfolgt, kann es durch die Anwendung von Östrogenen wieder zu Blutungen kommen. Verstärkte Blutungen müssen abgeklärt werden. Es gibt auch Präparate, bei deren Anwendung die Regelblutungen unterbleiben. Wenn Sie ein solches Präparat wünschen, sollten Sie dies Ihrer Ärztin oder Ihrem Arzt mitteilen.

Bei Migräne Hormonpause einlegen

Bei Migränepatientinnen kann durch die Hormongabe die Anzahl der Kopfschmerz-Attacken ansteigen, wie in Studien an 1 000 Krankenschwestern im Alter über 45 Jahren beobachtet wurde. Unabhängig davon, ob die Migräne-Patientinnen die Hormone vor oder während der Wechseljahre eingenommen hatten, stieg die Migränehäufigkeit an, bei Frauen, die Hormone nach den Wechseljahren einnahmen, sogar um das Doppelte gegenüber den Zeiten, als sie noch keine Hormone eingenommen haben. Migräne-Experten raten Frauen daher, nach Rücksprache mit ihrer Gynäkologin oder ihrem Gynäkologen zunächst eine dreimonatige Hormonpause einzulegen und zu beobachten, ob sich die Häufigkeit der Migräne-Attacken danach wieder verringert.

Wechselwirkungen mit anderen Medikamenten

Hormonpräparate können auch mit anderen Medikamenten in Wechselwirkung treten: Zum Beispiel können Antibiotika die Darmflora schädigen, sodass die Hormone nicht mehr zuverlässig aufgenommen werden. Auch mit bestimmten Mitteln gegen Durchfall (z. B. Kohle-Tabletten) kann die Aufnahme der Hormone gestört sein. Mittel gegen Tuberkulose oder Epilepsie können den Abbau der Hormone beschleunigen, sodass die Dosis erhöht werden muss, um den gewünschten Effekt zu erzielen. Bei Diabetikerinnen muss eventuell die Dosierung von Insulin oder der Tabletten zur Behandlung des Diabetes erhöht werden.

Tibolon – Eine Alternative zu Hormonen?

Neuerdings wird vielen Frauen Tibolon verschrieben (enthalten in Liviella). Dieser Wirkstoff kann allgemeine klimakterische Beschwerden lindern, gegen Hitzewallungen wirkt das Mittel allerdings wahrscheinlich weniger gut als Östrogene. Viele Frauen klagen auch über Abbruchblutungen, vergleichbar mit der Menstruation, wenn sie das Mittel zu Beginn der Wechseljahre einnehmen. Daher sollte das Mittel erst ein Jahr nach der letzten Blutung gewählt werden. Ansonsten wirkt Tibolon ähnlich wie ein Östrogen, sodass es immer wieder zu Blutungen kommen kann. Die Daten zur Beantwortung der Frage, ob sich das Mittel auf die Knochendichte ähnlich positiv wie Östrogene auswirkt, sind bislang noch nicht ausreichend.

Der Hinweis des Herstellers, dass zusammen mit dem Tibolon keine Gestagene eingenommen werden müssen, führt in die Irre. Denn aus dem Wirkstoff Tibolon entstehen im Körper Substanzen, die dem Östrogen, dem Gestagen und männlichen Geschlechtshormonen ähnlich sind; daher entsprechen unerwünschte Wirkungen auch denen von Östrogenen, Gestagen und Androgenen. Über mögliche Langzeitwirkungen liegen noch keine ausreichend sicheren Erfahrungen vor. In Tierversuchen tritt mit dem Mittel vermehrt Brustkrebs auf.

Entscheidungsfindung in der ärztlichen Praxis

Lassen Sie sich Risiken und Nutzen ausführlich erklären

Wenn Ihnen Hormonpräparate als eine sinnvolle Möglichkeit erscheinen, um Ihre Wechseljahrsbeschwerden zu lindern, oder Ihr Arzt oder Ihre Ärztin Ihnen dies empfiehlt, sollten Sie dies ausführlich besprechen. Die Ärztin oder der Arzt ist in jedem Fall verpflichtet, den zu erwartenden Nutzen und die möglichen Risiken individuell zu erläutern und damit auch zu begründen, warum die ausgewählte Therapie oder das verordnete Arzneimittel sinnvoll und notwendig ist. Ein über den

Schreibtisch geschobenes Rezept mit den Worten »Das nehmen Sie jetzt mal besser, damit Ihre Knochen geschützt sind!« reicht da sicherlich nicht aus.

Nutzen Sie das Gespräch, um bestehende Fragen abzuklären, was sich zum Beispiel im Einzelnen in Ihrem Körper während der Wechseljahre verändert und auf welche Signale Sie besonders achten sollten. Auch Ihre Lebens- und Ernährungsgewohnheiten sollten zur Sprache kommen.

Bringen Sie eine Liste mit Vorerkrankungen und regelmäßig eingenommenen Medikamenten mit

Vorab sollten Sie Ihre Arzneimittel auflisten, die Sie zurzeit einnehmen oder über längere Zeit eingenommen haben (z. B. die »Pille« wegen der langwährenden Östrogenzufuhr oder Kortison-haltige Tabletten oder Salben, die eine Osteoporose fördern können). Sie sollten Ihren Arzt oder Ihre Ärztin natürlich auch darüber informieren, wenn Ihre Gebärmutter entfernt wurde oder ob Sie unter bestimmten Erkrankungen leiden. Bei Myomen in der Gebärmutter oder bei einer Endometriose (dabei siedeln sich Zellen der Gebärmutterschleimhaut im Gewebe anderer Organe an) kann es von Vorteil sein, dass der Östrogenspiegel während der Wechseljahre sinkt; eine Hormoneinnahme ist dann wenig sinnvoll.

Osteoporoserisiko in der Familie

Sie sollten auch wissen, ob in Ihrer Familie, vor allem bei Ihrer Mutter oder Großmutter, Osteoporose bekannt war und ob Brustkrebs oder Gebärmutterkrebs vorgekommen sind – eine »Familiengeschichte« beeinflusst nachdrücklich die Auswahl der Arzneimitteltherapie. Bei einem Osteoporose-Risiko kann es sinnvoll sein, Hormone zu geben, bei einem familiären Krebsrisiko wird davon abgeraten. Auch Thrombose bei Ihnen oder bei nahen Verwandten verlangt nach einer sorgfältigen Prüfung, indem zunächst die Gerinnungsfähigkeit des Blutes bestimmt wird. Dieser Test entscheidet darüber, ob Sie Hormone einnehmen dürfen oder nicht.

Wenn Ihre Ärztin oder Ihr Arzt eine Therapie für notwendig hält, denken Sie an das »Stufenprogramm«. Und: *Sie* entscheiden, welche Therapie durchgeführt wird – entsprechend klar sollte auch die Begründung sein. Eine solche Hormontherapie sollten Sie nur erwägen, wenn Sie

- sehr stark unter Hitzewallungen oder Schlafstörungen leiden und sich für kurze Zeit eine möglichst effektive Hilfe wünschen,
- rasche Hilfe wollen, weil Ihnen Beruf oder Familie nicht erlauben, sich auf langsam wirkende Mittel (z. B. pflanzliche Mittel) oder alternative Verfahren einzustellen,
- durch die hormonellen Veränderungen unter sehr starken Beschwerden in der Blasen- und Scheidengegend leiden,
- immer wieder und sehr stark unter wiederkehrenden Zwischenblutungen oder vereinzelten Zusatzblutungen leiden und dafür organische Ursachen ausgeschlossen werden können. Reagieren die Blutungen nicht auf die Hormonbehandlung, sollte die Ursache durch eine Ausschabung geklärt werden.

Welche Fragen Sie Ihrem Arzt stellen sollten

Wenn Sie sich mit Ihrer Ärztin oder Ihrem Arzt für eine Hormontherapie entscheiden, sollten Sie folgende Aspekte vor dem Behandlungsbeginn ansprechen:

- Welches Hormon wollen Sie mir verschreiben?
- Welcher Nutzen bzw. welche Risiken sind mit der Hormongabe verbunden?

- In welcher Dosierung muss ich das Mittel einnehmen, wie muss ich das Mittel anwenden?
- Wie lange muss ich das Mittel einnehmen?
- Enthalten die verordneten Präparate bereits ein Gestagen oder muss ich es zusätzlich einnehmen?
- Was mache ich, wenn Schmierblutungen vorkommen? Muss ich mit anderen Nebenwirkungen rechnen? Welchen?
- Darf ich die Hormonpräparate zusammen mit den anderen Mitteln einnehmen, die mir verschrieben wurden?
- Kann ich von Hormonen auf andere Mittel wechseln?
- Wie oft müssen Kontroll-Untersuchungen durchgeführt werden? Was wird wie und warum untersucht?

Holen Sie sich eine Zweitmeinung ein, wenn Sie sich nicht genügend informiert fühlen

Wenn Sie Ihrem Gefühl nach bei Ihrer Ärztin oder Ihrem Arzt nicht die Informationen bekommen, die Sie sich wünschen, holen Sie eine Zweitmeinung bei anderen Ärztinnen oder Ärzten ein: Auch ein Gespräch in einer Beratungsstelle (z. B. Frauengesundheitszentrum oder Pro Familia) kann eine wichtige Hilfe bei der Entscheidungsfindung sein. Die Entscheidung, unter Umständen lebenslang Hormone einzunehmen, ist so weit reichend, dass Sie Nutzen und Risiken verstehen und abwägen können müssen. Es ist Ihr Körper – und wenn Ihre Ärztin oder Arzt »pikiert« dreinschauen, weil Sie eine Überweisung zu einer anderen Praxis wollen, überlegen Sie sich, die Ärztin oder den Arzt zu wechseln. Eine vertrauensvolle Arzt-Patientinnen-Beziehung sollte den Wunsch, sich mehr Sicherheit zu verschaffen, nicht nur aushalten, sondern sogar unterstützen.

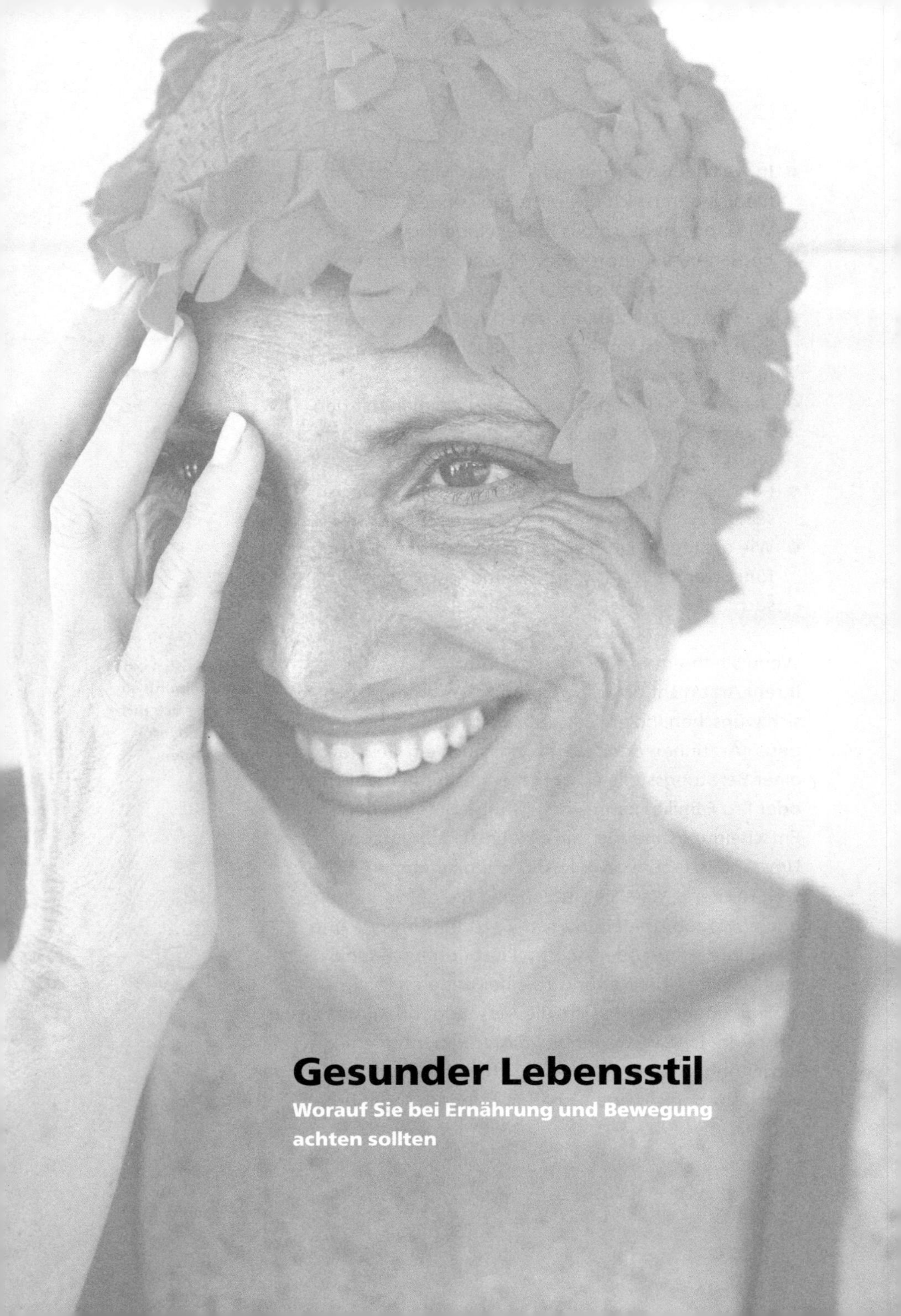

Gesunder Lebensstil

Worauf Sie bei Ernährung und Bewegung achten sollten

Wissenschaftliche Studien zeigen eindrucksvoll, dass der Lebensstil, insbesondere die Ernährung und Bewegung, Einfluss auf die Lebenserwartung und die Lebensqualität haben. Die Wechseljahre sind eine Chance, aktiv etwas für sich und die Gesundheit zu tun. Hierzu und speziell auch zur Prävention von Herz-Kreislauf-Krankheiten und Osteoporose erhalten Sie im folgenden Kapitel einige Informationen und Tipps.

Genießen Sie die Vielfalt: gesunde und vollwertige Ernährung

Kohlenhydratreiche Lebensmittel sind Satt- und Fitmacher

In einer vollwertigen Ernährung auch in den Wechseljahren stehen pflanzliche Lebensmittel wie Vollkornbrot, Kartoffeln, Nudeln, Reis, Hülsenfrüchte sowie frisches Obst und Gemüse ganz oben auf dem Speisezettel. Sie enthalten kaum Fett, aber reichlich Vitamine, Mineral- und Ballaststoffe. Also greifen Sie ordentlich zu bei diesen kohlenhydratreichen Lebensmitteln, denn sie sind ideale Satt- und Fitmacher. Dagegen sollten die Portionen an tierischen Lebensmitteln wie Fleisch- und Wurstwaren deutlich kleiner ausfallen. Ein hoher Fleischkonsum kann mit dazu beitragen, Herz-Kreislauf-Erkrankungen und bestimmte Krebserkrankungen zu begünstigen. Wenn Sie nur zweimal pro Woche mageres Fleisch essen, profitieren Sie dagegen von dem hochwertigen Eiweiß, Eisen und Vitamin B_1, ohne sich mit zu viel Fett und Cholesterin zu belasten. Hier gilt das Prinzip: Klasse statt Masse. Fragen Sie nach Fleisch aus artgerechter Haltung oder Biofleisch. Auch Seefisch gehört auf den Speiseplan; er enthält nicht nur wichtige Fettsäuren sondern wertvolles Jod. Milch- und Milchprodukte, möglichst fettarm, dürfen auf keinen Fall zu kurz kommen und gehören täglich auf den Tisch. Insgesamt sind 70 bis 80 Gramm Fett am Tag ausreichend und günstig für Ihre Gesundheit. Diese Menge ist schnell erreicht, da sichtbare Fette (z. B. Butter, Margarine, Öl) und versteckte Fette (in Wurst, Käse, Kuchen, Süßigkeiten u. Ä.) gemeinsam zählen. Begrenzen sollten Sie auch Ihren Verzehr an Eiern: zwei Eier pro Woche sind genug. Trinken sollten Sie hingegen reichlich – mindestens 1½ Liter am Tag.

Das Wichtigste auf einen Blick – praktische Tipps

- So viel wie möglich – Obst und Gemüse; möglichst der Jahreszeit entsprechend sowie aus regionalem und ökologischem Anbau
- Reichlich – Getreide und Getreideerzeugnisse, nach Möglichkeit aus dem vollem Korn
- Täglich – Milch und Milchprodukte
- In Maßen – tierische Fette und pflanzliche Öle
- Seltener aber dafür gute Qualität – mageres Fleisch, Geflügel, Fisch und Eier
- Wenig, dann aber mit Genuss – Süßigkeiten und Alkohol
- Je mehr desto besser – Mineralwasser, Kräuter- und Früchtetees

Nimm 5 am Tag

Fünf Portionen Obst und Gemüse am Tag sind eine gute Grundlage für eine gesunde Ernährung

Es gibt ein ganz einfaches und unkompliziertes Ernährungsprogramm, das Sie bei einer gesunden Ernährung unterstützt: das »5-am-Tag-Prinzip« – fünf Portionen Obst und Gemüse am Tag. Eine Portion entspricht einer Handvoll. Das »Tagesziel« sind rund 500 bis 600 Gramm, verteilt auf drei Portionen Gemüse und zwei

Portionen Obst. Sie dürfen dabei auch Tiefgekühltes, Obst- und Gemüsesäfte (ein Glas Saft täglich), Trockenfrüchte oder Produkte aus dem Glas und der Dose mitzählen. Kartoffeln zählen dagegen nicht als Gemüseportion. Wer sich täglich so reichlich Frisches gönnt, kann sicher sein, dass sich auf dem Teller Deftiges und Fettes nicht so breit machen. Untersuchungen haben gezeigt, dass entsprechende Mengen Obst und Gemüse das Risiko für Herz-Kreislauf-Erkrankungen und Krebs senken und Stoffwechselerkrankungen vorbeugen.

Warum Obst und Gemüse so wichtig sind: Sekundäre Pflanzenstoffe

Neben den bekannten notwendigen Nährstoffen Eiweiß, Fett und Kohlenhydrate, den lebenswichtigen Vitaminen und Mineralstoffen sowie den für Verdauung und Stoffwechsel wichtigen Ballaststoffen sind in den letzten Jahrzehnten in Obst und Gemüse zahlreiche hochwirksame Schutzstoffe entdeckt worden, die sekundären Pflanzenstoffe. Unter diesem Begriff werden unzählige Verbindungen zusammengefasst, die ausschließlich von Pflanzen aufgebaut werden. Sie sind als Farb-, Duft-, Geschmacks- und Aromastoffe sinnlich wahrnehmbar und kommen nur in geringen Konzentrationen vor. Sie dienen der Pflanze unter anderem als Abwehrstoffe gegen Schädlinge und Krankheiten, regulieren das Wachstum oder machen sich als Duftstoffe und Farben nützlich.

Sekundäre Pflanzenstoffe können vor Krankheiten schützen

Bestimmte sekundäre Pflanzenstoffe können vor Herz-Kreislauf-Erkrankungen und Krebs schützen. Andere wiederum bekämpfen Pilze, Bakterien und Viren oder beeinflussen den Blutdruck und Cholesterinspiegel positiv. Zusammen mit den Vitaminen C, E und Beta-carotin – den so genannten Anti-Oxidantien – stärken sekundäre Pflanzenstoffe das Immunsystem.

Die vielfältigen Schutzstoffe der Pflanzen auf einen Blick

Sekundäre Pflanzenstoffe und ihre Wirkungen	*Enthalten in*
Farbstoffe	
Violette-dunkelrote Flavonoide *antioxidativ, krebshemmend, Schutz von Herzinfarkt*	Kirsche, Pflaume, Äpfel, Weintrauben, Rotkohl, Radieschen, Aubergine
Rot-gelbe Carotinoide *antioxidativ, krebshemmend*	Möhren, Tomaten, Paprika, Aprikosen, Pfirsiche
Dunkelgrünes Chlorophyll *krebshemmend*	Grünem Gemüse und Salaten z. B. Spinat, Mangold, Feldsalat
Bitterstoffe	
Saponine *antimikrobiell, abwehrstärkend, krebshemmend, cholesterinsenkend*	Hülsenfrüchte, Sojabohnen, Spinat
Duft- und Aromastoffe	
Sulfide *antioxidativ, entzündungshemmend*	Zwiebel, Lauch, Schnittlauch, Knoblauch
Glucosinolate *krebshemmend, antimikrobiell*	Rettich, Kresse, Kohlgemüse
Monoterpene *krebshemmend, abwehrstärkend*	Fenchel, Basilikum, Kümmel

Tipp: Achten Sie beim Gemüsekauf
auf die Ampelfarben rot, grün und gelb!

Zur Gruppe der sekundären Pflanzenstoffe gehören ebenfalls die Phytoöstrogene (pflanzliche Östrogene), zum Beispiel Isoflavonoide und Lignane. Diese Substanzen sollen nach neueren Studien ähnlich wirken wie die vom Körper produzierten Hormone. Eine Ernährung reich an Phytoöstrogenen soll viele Vorteile für die Gesundheit haben, insbesondere aber vor typischen Wechseljahrsbeschwerden wie Hitzewallungen und nächtlichem Schwitzen schützen. Nicht nur Soja und Sojaprodukte sind reich an Phytoöstrogen, auch Vollkornprodukte wie Roggen und Leinsamen, Haferflocken, Linsen, Bohnen und bestimmte Gemüsesorten wie Möhren sind gehaltvoll. Damit Phytoöstrogene Wechseljahrsbeschwerden entgegenwirken können, müssen sie regelmäßig im Rahmen einer ausgewogenen Ernährung aufgenommen werden. Getreideprodukte und Hülsenfrüchte sollten reichlich auf dem Speiseplan vertreten sein. Wagen Sie auch ruhig mal kulinarische Ausflüge in die asiatische Küche und probieren Sie typische Gerichte wie Linseneintopf mit Tofuwürfeln, Möhrenrohkost mit Tofu-Dressing oder Gemüse-Geflügelpfanne mit reichlich Sojasprossen aus. Genießen Sie Brot so viel Sie mögen, am besten Roggenvollkornbrot und -brötchen oder andere Vollkornbrote.

Phytoöstrogene können bei Wechseljahrsbeschwerden helfen

Keineswegs harmlose Alternative: Phytoöstrogene in Pillenform

Eine phytoöstrogenhaltige Ernährung kann Ihnen helfen, besser durch die Wechseljahre zu kommen. Nicht zu empfehlen sind allerdings Phytoöstrogene in Pillenform. Es gibt keine wissenschaftliche Grundlage dafür, die Anwendung von Pflanzenhormonen in Tablettenform zu

Risiken bei Phytoöstrogen-Pillen

propagieren – viele Risiken sind bereits bekannt, ein Nutzen allerdings nicht! Insbesondere die Isoflavone müssen beachtet werden, denn sie können zum Beispiel die Wirkung von Tamoxifen behindern, einem Mittel, das bei hormonabhängigen Tumoren deren Wachstum verringern kann. Isoflavone befinden sich zum Beispiel im Rotklee, der die Basis für manche Präparate bildet, die als natürliche Ergänzung für die Hormontherapie empfohlen werden (z. B. Menoflavon). Rotklee kann die Blutgerinnung behindern und – wie in Reagenzglasversuchen festgestellt wurde – das Wachstum von Brustkrebszellen verstärken. Östrogenartige Wirkstoffe finden sich auch im Extrakt einer bestimmten Rhabarberwurzelsorte (z. B. im Präparat Phytoestrol N). Dieser Pflanzeninhaltsstoff gehört zu den so genannten Stilbenen, die ebenfalls östrogenabhängige Krebserkrankungen verschlimmern können.

Herzgesund genießen

Viele Faktoren tragen dazu bei, Ihr Risiko für Herz-Kreislauf-Krankheiten zu senken. Nach wie vor empfehlen Wissenschaftlerinnen und Wissenschaftler, nicht zu rauchen, Übergewicht zu reduzieren, auf einen gesunden Blutdruck zu achten, sich mehr zu bewegen und bewusster zu essen. Auch Entspannung und Stressbewältigung tragen zur Herzgesundheit bei.

Gesunde Mittelmeerküche

Herzgesund essen und genießen schließen sich dabei nicht aus. Interessant ist, dass chronische Krankheiten, Bluthochdruck und Herzinfarkte in den Ländern des Mittelmeerraumes, in denen traditionell gern und gut gegessen wird, seltener auftreten. Auf den Tisch kommen meist kleinere leichte Gerichte mit viel Gemüse und Salat aus der Region und der Jahreszeit, dazu Nudeln, Kartoffeln, Hülsenfrüchte und Brot. Es wird viel mit Olivenöl gekocht. Fleisch steht seltener auf dem Küchenzettel, häufig als Geflügelfleisch. Fisch, Jogurt und Käse werden regelmäßig gegessen. Obst gibt es als Nachtisch oder zwischendurch. Nicht zu vergessen das Glas Rotwein und viel Wasser zum Essen.

Achten Sie auf eine ausreichende Versorgung mit Folsäure

Wenn Sie beim »Grünzeug« ordentlich zulangen, sind Sie mit Vitaminen gut versorgt. Allerdings kommt der letzte Ernährungsbericht der Deutschen Gesellschaft für Ernährung (DGE) zu dem Ergebnis, dass ein Großteil der Bevölkerung mit Folsäure unterversorgt ist. Folsäure spielt unter anderem als Schutzfaktor gegen Herzinfarkt und Schlaganfall eine wichtige Rolle, denn Folsäure bekämpft mit Unterstützung der Vitamine B_6 und B_{12} einen schädlichen Stoff im Blut, das so genannte Homocystein. Homocystein ist eine Aminosäure (Eiweißbaustein), die nicht mit der Nahrung zugeführt, sondern im menschlichen Stoffwechsel gebildet wird. In Studien konnte gezeigt werden, dass ein erhöhter Homocysteinspiegel im Blut die Entstehung von Herz-Kreislauf-Erkrankungen begünstigen kann. Gute Quellen für Folsäure sind Blattsalate (Endivien- und Feldsalat) und schonend gedünstetes Gemüse wie Brokkoli, Rosenkohl, Grünkohl, Spinat, Spargel sowie Tomaten, Zitrusfrüchte, Erdbeeren und Vollkornbrot.

Olivenöl enthält viel Vitamin E

Wegen seiner gesundheitsfördernden Wirkung ist in den letzten Jahren besonders das Olivenöl in den Blickpunkt der Ernährungsmedizin gerückt. Es ist reich an wertvoller Ölsäure, einer einfach ungesättigten Fettsäure und enthält viel wirksames Vitamin E. Nach den neuesten Empfehlungen sollen die einfach ungesättigten Fettsäuren mehr als ein Drittel der konsumierten Fettsäuren ausmachen, unter anderem deshalb weil sie den Cholesterinspiegel günstig beeinflussen. Olivenöl hebt den Anteil des »guten« (weil gefäßschützenden) HDL-Cholesterins im Blut an und hilft zugleich das schädliche LDL-Cholesterin (verantwortlich für Gefäßablagerungen) zu verringern.

Die Qualität von Olivenöl

Ein hochwertiges Öl erkennt man an den Bezeichnungen »Natives Olivenöl – extra«, oder »Natives Olivenöl«. Der Begriff »kaltgepresst« ist laut EU-Verordnung gleichbedeutend mit »nativ«. Kaltgepresstes oder natives Olivenöl ist wegen des typischen fruchtigen Eigengeschmacks besonders für Salate geeignet. Ähnlich wie beim Wein können Geschmack und Geruch des Olivenöls je nach Jahrgang und Anbaugebiet stark schwanken. Olivenöl ist wegen der Zusammensetzung bzw. seines hohen Anteils an Ölsäure äußerst hitzestabil und kann problemlos zum Kochen, Braten und Dünsten verwendet werden, ohne dass seine wertvollen Eigenschaften verloren gehen.

Ähnliche gefäßschützende Eigenschaften hat unser heimisches, geschmacksneutrales Rapsöl.

Verwenden Sie in der Küche am besten verschiedene Öle, neben einem Sonnenblumen- oder Maiskeimöl (reich an mehrfach ungesättigten Fettsäuren) auch Oliven- oder Rapsöl.

Achten Sie auf die versteckten Fette in Lebensmitteln, sie machen den größten Anteil im Fettkonsum aus. Mehr als 70 bis 80 Gramm Fett sollten es insgesamt nicht sein. Das erreicht man schneller als gedacht: mittags eine Pizza, zum Abendessen eine mit Leberwurst bestrichene Scheibe Brot und beim Fernsehen noch eine Handvoll Erdnüsse. Im Buchhandel bekommen Sie kleine Broschüren, die Ihnen Auskunft über den Fettgehalt der meisten Nahrungsmittel geben (☞ Seite 135).

Achten Sie auf den Fettanteil von Lebensmitteln

Knochengesund essen

Es gibt vielfältige Möglichkeiten, sich mit Ernährung und Bewegung knochengesund zu halten. Nicht nur in der Kindheit ist eine gute Calciumversorgung wichtig: Auch jetzt in der zweiten Lebenshälfte verhindert eine optimale Zufuhr die übermäßige Auslösung von Calcium aus den Knochen und trägt so mit dazu bei, die erreichte Knochenmasse möglichst lange zu erhalten. Die Deutsche Gesellschaft für Ernährung (DGE) hat ihre Empfehlungen für die Calciumzufuhr deutlich erhöht: Erwachsene sollen täglich 1 000 mg aufnehmen. Bei einer bereits ausgeprägten Osteoporose werden 1 200 bis 1 500 mg Calcium empfohlen. Aber auch Mineralstoffe wie Magnesium (in Milch- und Milchprodukten, Naturreis, Kohlgemüse) werden von den Knochen benötigt, damit sie stabil bleiben.

Knochen brauchen Calcium

Wichtig für einen gesunden Knochenstoffwechsel ist ebenfalls eine ausreichende Versorgung mit Vitamin D. Das fettlösliche Vitamin D hilft dem Körper, das Calcium besser aus den Lebensmitteln aufzunehmen, stimuliert den Einbau in die Knochen und verhindert, dass zu viel Calcium über den Urin ausgeschieden wird.

Auf ausreichende Versorgung mit Vitamin D achten

Gute Vitamin D-Quellen sind neben Milch- und Milchprodukten, Seefisch wie Lachs und Hering sowie Pilze. Vitamin D-Präparate sollten Sie nur nach ärztlicher Verordnung einnehmen, denn zu viel kann schädlich sein. Unter Einwirkung von Sonnenlicht bildet sich dieses knochenmineralisierende Vitamin im Übrigen selber. Wenn Sie sich täglich etwa 20 bis 30 Minuten im Freien bewegen, tanken Sie ausreichend Vitamin D für einen gut funktionierenden Knochenstoffwechsel.

Was tun, wenn Sie Milch nicht vertragen?

Manche Menschen haben eine Unverträglichkeit gegen den in der Milch und in Milchprodukten enthaltenen Milchzucker (»Laktoseintoleranz«). Wer Milch »pur« nicht verträgt, kann seinen Calciumbedarf ohne weiteres über Sauermilchprodukte wie Jogurt oder Kefir decken. Auch Hartkäse wie Emmentaler oder Parmesan enthalten kaum Milchzucker. Bei einer Kuhmilchallergie gibt es Alternativen in Form von Schaf- und Ziegenkäse. Veganerinnen, die keinerlei Milchprodukte essen, sollten darauf achten, möglichst regelmäßig calciumreiche Obst- und Gemüsesorten zu verzehren. Gute Alternativen sind auch mit Calcium angereicherte Fruchtsäfte und calciumreiches Mineralwasser, das mehr als 150 mg Calcium pro Liter enthält. Dennoch ist es schwierig, den Tagesbedarf optimal über rein pflanzliche Lebensmittel zu decken, die Einnahme von Calciumpräparate kann deshalb notwendig werden. Eine unkontrollierte Selbstmedikation kann aber mehr schaden als nutzen. Wenn Sie glauben, nicht ausreichend mit Calcium versorgt zu sein, sollten Sie das mit Ihrer Ärztin oder Ihrem Arzt besprechen.

Calciumgehalt von Lebensmitteln

Milch / Milchprodukte

1 Glas fettarme Milch (200 ml)	240 mg
1 Glas Buttermilch (200 ml)	220 mg
1 Becher fettarmer Jogurt (150 g)	180 mg
2 Scheiben Schnittkäse, z. B. Emmentaler (60 g)	600 mg
3 El Parmesan (30 g)	420 mg
1 Portion Mozzarella (60 g)	380 mg

Gemüse

1 Portion Brokkoli (200 g)	210 mg
1 Portion Fenchel (200 g)	218 mg
1 Portion Grünkohl (200 g)	420 mg

Obst

1 Apfelsine (150 g)	65 mg
1 Portion Erdbeeren (150 g)	66 mg

Brot

3 Scheiben Weizenvollkornbrot	90 mg
1 EL Sesam	80 mg

- Die optimalen Calciumquellen sind fettarme Milch- und Milchprodukte; gleichzeitig liefern sie hochwertiges Eiweiß. Bereits mit einem Viertel Liter fettarmer Milch oder Buttermilch, einem Becher Jogurt und zwei bis drei Scheiben Schnittkäse (z. B. Emmentaler) decken Sie Ihren Tagesbedarf. Auch Kefir oder Dickmilch sind gut geeignet. Übrigens: Relativ wenig Calcium ist in Quark enthalten!
- Achten Sie darauf, möglichst wenig Wurstwaren und Fertiggerichte zu essen, weil diese Lebensmittel reichlich Phosphat enthalten. Zu viel Phosphat behindert die Einlagerung von Calcium in die Knochen.
- Essen Sie reichlich calcium- und vitaminreiches Gemüse und Obst wie Fenchel, Brokkoli, Apfelsinen, Brombeeren, Himbeeren. Vor allem grünes Kohlgemüse ist ein wichtiger Lieferant von Vitamin K, das ebenfalls für eine höhere Knochenfestigkeit sorgt. Vitamin C ist ein Multitalent und fördert die Calciumaufnahme aus dem Darm.
- Würzen Sie mit frischen Kräutern wie Kresse, Basilikum, Kerbel und verwenden Sie Kochsalz sparsam. Zu viel Salz steigert die Calciumausscheidung über die Niere.
- Essen Sie möglichst wenig Rhabarber und nicht so häufig Spinat und Mangold. Diese oxalsäurereichen Lebensmittel behindern die Calciumverwertung.
- Günstig ist es, die Calciumzufuhr auf mehrere kleine Mahlzeiten über den Tag zu verteilen und insbesondere abends ein Milchprodukt zu verzehren. Dadurch werden nächtliche Knochenabbauprozesse vermindert und Calcium besonders gut vom Körper aufgenommen.

- Bringen Sie täglich Vitamin D-Lieferanten auf den Tisch: Dazu gehören in erster Linie Milch- und Milchprodukte, aber auch Fische wie Hering und Lachs sowie Pilze.
- Seien Sie zurückhaltend beim Genuss alkoholischer Getränke, denn so wird die Knochensubstanz abgebaut, da die Vitamin-D-Aktivität gehemmt und Calcium nur vermindert aus dem Darm aufgenommen wird. Natürlich spricht nichts dagegen, ab und zu ein Glas Wein oder Bier zu trinken.
- Trinken Sie nur mäßig Kaffee. Bereits mehr als vier Tassen täglich steigern die Calciumausscheidung über die Niere! Bevorzugen Sie als Durstlöscher Mineralwässer mit mehr als 150 mg Calcium je Liter.
- Und: Verzichten Sie auf Zigaretten. Nikotin senkt den Östrogenspiegel und behindert die schützende Wirkung der weiblichen Hormone.

Immer Ärger mit den Pfunden? – Wege zum Wunschgewicht

Der Grundumsatz sinkt mit steigendem Alter

Viele Frauen haben Angst, in den Wechseljahren übergewichtig zu werden. Dabei hat die hormonelle Umstellungen keinen wesentlichen Einfluss auf das Gewicht. Aber der Kalorienbedarf geht mit zunehmendem Alter zurück, der Grundumsatz sinkt und die Fähigkeit des Körpers, die zugeführte Energie zu verbrennen, nimmt ab.

Der Grundumsatz wird stark von der vorhandenen Muskelmasse beeinflusst. Schon ab dem 30. Lebensjahr nimmt die Muskelmasse ab. Vor allem bei geringer Bewegung benötigt der Körper weniger Kalorien, um den Grundumsatz aufrechtzuerhalten. Das kann leicht zu einem Teufelkreis führen. Durch weniger Muskelmasse wird die Nahrungsenergie schlechter im Körper verbrannt und zum Teil in den Fettdepots gespeichert. Als Folge kommt es bei gleichbleibender Nahrungsaufnahme nicht nur zu einer langsamen Zunahme des Körpergewichts, sondern das Verhältnis von Fett- zu Muskelmasse verschlechtert sich dauerhaft.

Beugen Sie rechtzeitig dem Übergewicht vor

Die Gewichtszunahme entwickelt sich meist sehr langsam. Starkes Übergewicht belastet Körper und Seele. Mit den Jahren steigt das Risiko, ernsthaft an Herz-Kreislauf-Erkankungen oder der Zuckerkrankheit (Diabetes mellitus Typ II) zu erkranken. Auch für die Gelenke und Knochen ist starkes Übergewicht belastend. Steuern Sie deshalb rechtzeitig dagegen und lassen Sie es erst gar nicht so weit kommen.

Aber: Kurven sind keine Katastrophe. Eine leichte Fettzunahme ist durchaus sinnvoll, da im Fettgewebe Östrogene produziert werden. Die »Natur« schützt sich also quasi von selbst. In unserer Gesellschaft spielt die »gute Figur« für Frauen jedoch immer noch eine bedeutende Rolle für die subjektiv empfundene Lebensqualität. Durch das in Medien und Werbung vorherrschende Bild von weiblicher Attraktivität und Schönheit, das bereits im Bereich des medizinischen Untergewichts liegt, empfinden viele Frauen schon ihr objektives Normalgewicht als belastend für das eigene Selbstwertgefühl. Nicht zuletzt deshalb hat jede zweite Frau in Deutschland mindestens einmal eine Diät durchgeführt. Heute wissen wir, dass ständige Diäten mehr schaden als sie nutzen. Das in Lifestylemagazinen propagierte Gewicht sollte für Sie kein Maßstab sein. Viel entscheidender ist, dass Sie sich in Ihrem Körper wohl fühlen.

Ob Ihr Gewicht aus medizinischer Sicht ein Problem ist, können Sie mit Hilfe des so genannten Körpermassenindex (engl. Body Mass Index, kurz BMI) leicht selbst bestimmen:

$$BMI = \frac{\text{Gewicht (in kg)}}{\text{Körperlänge (in m) x Körperlänge (in m)}}$$

Wenn Sie also 70 kg wiegen und 1,70 m groß sind, berechnet sich Ihr BMI zu 24,2 [=70 : (1,70 x 1,70)]

Die Spannbreite für Normalgewichtigkeit ist sehr groß

Liegt Ihr BMI im Bereich von 20 bis 24,9, sind Sie normalgewichtig. Ein BMI von 25 bis 29,9 stellt kein Problem dar, wenn Sie gesund sind. Bei Risikofaktoren wie Bluthochdruck, einer Fettstoffwechselstörung oder einer Zuckerkrankheit ist allerdings Abnehmen angesagt. Bei einem BMI über 30 besteht gesundheitsgefährdendes Übergewicht – jedes Pfund weniger tut Ihnen gut und bringt gesundheitliche Vorteile.

Statt Blitzdiät dauerhafte Ernährungsumstellung

Es gibt kein Patentrezept für alle und keine Diät, die Wunder vollbringt. Ein über Jahre erworbenes Übergewicht verschwindet nicht in wenigen Wochen. Schnelles Abnehmen ist bereits der entscheidende Fehler! So wie sich »Röllchen« nicht über Nacht angesetzt haben, so verschwinden sie auch nicht auf die Schnelle. Wer dauerhaft schlank werden und bleiben will, sollte sich Zeit lassen. Ein halbes Kilo Gewichtsverlust pro Woche ist vollkommen ausreichend. Gute Hinweise zum Abnehmen finden Sie im Ratgeber »Gewicht im Griff« (☞ Seite 140).

Fantasie statt Fett – Empfehlungen nicht nur für Übergewichtige

Die gute Nachricht zuerst: Sie können sich immer satt essen und müssen auf nichts verzichten, was die Lebensfreude und den Genuss einschränkt. Wenn Sie dauerhaft schlank werden oder bleiben möchten, ist eine vollwertige, fettarme Kost empfehlenswert, bei der Sie nach eigenem Geschmack aus dem großen Angebot – möglichst frischer – Lebensmittel auswählen. Sie müssen keine Kalorien zählen und nicht jeden Bissen abmessen.

Wichtiges Mittel zur Gewichtsreduktion: weniger Fett, mehr Kohlenhydrate

Das Wichtigste: Weniger Fett und ausreichend kohlenhydratreiche Lebensmittel essen! Die angeblichen Dickmacher von einst wie Kartoffeln und Brot sind die Fit- und Sattmacher von heute. Eine Studie der Universität Göttingen hat neue Erkenntnisse in punkto Abnehmen gebracht: Fett spielt die entscheidende Rolle! Diäten, die allein auf Kalorienzählen aufbauen, bringen langfristig wenig. Wer dagegen beim Essen einfach nur Fett reduziert, das heißt, fetthaltige Lebensmittel durch fettärmere ersetzt, hat gute Chancen, das Gewicht zu reduzieren. Der Körper verwertet Fett und Kohlenhydrate unterschiedlich. Überschüssiges Fett wird besonders schnell im Körper als Fettgewebe gespeichert. Für das Sättigungsgefühl ist Fett im Übrigen gar nicht zuständig – deshalb sättigt zum Beispiel Magerquark genauso gut wie Sahnequark.

- Das Fett muss weg: möglichst nur 70 bis 80 Gramm am Tag sollten es sein, maximal 30 bis 40 Gramm davon als Streich- und Kochfett.

- Reduzieren Sie den Fettgehalt von Käse, Wurst, Milch und Jogurt um eine Stufe. Beispiel: Kaufen Sie statt eines 40%-igen Edamers jetzt den mit 30 Prozent. Oder nehmen Sie statt Crème fraîche saure Sahne. Wichtig: Sie müssen nicht auf die absolute Magerstufe reduzieren. Eine Stufe tiefer als bisher reicht, so müssen Sie auf den Genuss nicht verzichten. Manchen Menschen fällt es allerdings nicht so leicht, auf fettreduzierte Lebensmittel umzusteigen. Da hilft dann nur, weniger vom normalen Produkt zu essen. Essen Sie sich satt an Kohlenhydraten wie Kartoffeln, Nudeln, Reis und Vollkornprodukten. Diese stärkereichen Lebensmittel sind praktisch fettfrei, haben mehr Volumen und sättigen gut.
- Denken Sie wieder an das 5-am-Tag-Prinzip – essen Sie fünf Portionen buntes frisches Obst und Gemüse. So bekommen Sie täglich die wichtigsten natürlichen Vitamine.
- Trinken Sie genug – mindestens $1\frac{1}{2}$ Liter am Tag, am besten Mineralwasser, Früchte- oder Kräutertee!
- Schluss mit starren Verboten: Der Vorsatz »Nie wieder Süßes« lässt Sie garantiert nur an Pralinen und Sahnetorte denken. Planen Sie ruhig etwas Schokolade oder ein paar Kekse ein. Totaler Verzicht führt nur zum Misserfolg. Statt eine ganze Tafel Schokolade (hat 35 Gramm Fett) zu essen, genießen Sie lieber Stück für Stück oder wählen Sie fettfreie Alternativen wie eine Handvoll Rosinen, einige Weingummis oder Russisch Brot.

Bewegung und Gesundheit – es muss nicht gleich ein Marathon sein!

Körperliche Bewegung hält auf vielfältige Art gesund

Von der Bewegung gehen viele günstige Wirkungen auf den Körper und die Psyche aus. Die Leistungsfähigkeit unserer Organe hängt nicht nur von der Vererbung, sondern auch von der Häufigkeit und der Art und Weise der Beanspruchung ab. Ein gesundheitsorientierter, regelmäßig ausgeübter Sport trägt dazu bei, das Wohlbefinden zu steigern und den Alterungsprozess zu verlangsamen (aber nicht aufzuhalten!). Bewegung und körperliche Aktivität wirken sich günstig auf Herz-Kreislauf-Erkrankungen, Blutdruck, Übergewicht, die Zuckerkrankheit (Diabetes mellitus Typ II), einen zu hohen Cholesterinwert, verschiedene Krebsarten sowie Osteoporose aus.

Es geht dabei nicht um den so genannten Leistungssport. Vielmehr stehen das individuelle Erleben, Spaß, Zufriedenheit, das soziale Miteinander, die Körpererfahrung und die bewusste Auseinandersetzung mit Ihren Fähigkeiten und Schwächen, das gemeinsame Spielerleben oder der Wechsel von Anspannung und Entspannung im Vordergrund. Ziel des gesundheitsorientierten Sports ist eine systematische Verbesserung der Kondition (Ausdauer, Kraft und Beweglichkeit) sowie der Koordination und Entspannungsfähigkeit.

30 Minuten am Tag reichen aus!

Schon 30 Minuten Bewegung täglich wirken sich positiv auf die Gesundheit aus

Die Ergebnisse zahlreicher großer Studien belegen, dass täglich eine halbe Stunde Bewegung bereits die Gesundheit verbessert.

- Mit Effekten für die Gesundheit wird bereits ab 30 Minuten Bewegung mittlerer Intensität gerechnet. Diese kann auch über den Tag verteilt werden, zum Beispiel dreimal zehn Minuten. Mittlere Intensität steht für schnelles Gehen oder Treppensteigen, Gartenarbeit, Fahrradfahren sowie weitere Sport-, Alltags- und Freizeitaktivitäten, die das Atmen leicht beschleunigen.
- Ein zusätzlicher Gewinn für die Gesundheit ist bei einem Training der Ausdauer, Kraft und Beweglichkeit zu erwarten. Ein Ausdauertraining sollte optimal mit drei Einheiten pro Woche über 20 bis 60 Minuten ausgeführt werden. Die Intensität des Trainings kann sehr gut nach der Faustregel »Laufen ohne zu schnaufen« reguliert werden. Kräftigende Übungen sollten zweimal pro Woche ausgeübt werden, zum Beispiel mit dem Theraband oder mit dafür vorgesehenen Übungsgeräten in gesundheitsorientierten Fitnessstudios. Um die Kraft optimal zu verbessern, sind acht bis zehn Übungen bei einer Wiederholung von acht- bis zehnmal anzustreben. Eine Verbesserung der Beweglichkeit durch Stretching oder Gymnastik ist günstig mit dem Krafttraining zu kombinieren oder auch in den Alltag zur Pausengestaltung oder nach dem Aufstehen zu integrieren.

Eine weitere Steigerung des Trainingsumfanges und der Trainingsintensität ist nur noch mit einem geringen Zuwachs an gesundheitlichen Gewinnen zu verzeichnen. Zudem ist hier auch professionelle Unterstützung unablässig.

Ins Schwitzen kommen lohnt auch für das Herz

Wichtig ist ein regelmäßig betriebenes Ausdauertraining

Dass regelmäßige sportliche Bewegung vor Herz-Kreislauf-Erkrankungen schützt, ist unbestritten. Der beste Schutz geht von einem regelmäßig betriebenen Ausdauertraining aus. So erhöhen Sie Ihre Widerstandsfähigkeit im Alltag und es gelingt Ihnen besser, sich von Anstrengungen zu erholen. Stress ist leichter zu verkraften. Durch gute Durchblutung des gesamten Körpers steigt das Wohlbefinden. Sie stärken das Immunsystem und erhöhen damit die Widerstandsfähigkeit gegenüber Erkältungen. Der Fettstoffwechsel verbessert sich, das »gute« HDL-Cholesterin steigt an und das wichtige HDL/LDL-Cholesterin-Verhältnis wird optimiert. Die Fließeigenschaften des Blutes werden verbessert, der Herzschlag wird langsamer und die Sauerstoffaufnahme und Durchblutung des Herzens nehmen zu. Der Blutdruck wird gesenkt.

- Falls Sie bislang oder in letzer Zeit keinen Sport betrieben haben, lassen Sie eine Untersuchung des Herz-Kreislauf-Systems bei einer Ärztin/einem Arzt vornehmen.
- Typische Ausdauersportarten sind Walking, Aerobic, Inline-Skaten, Radfahren, Joggen, Aqua-Jogging, Schwimmen, Ergometertraining, Wandern oder Rudern.
- Eine allgemeine Faustregel zur Steuerung der Intensität/Beanspruchung durch eine Ausdauersportart zu Lande beträgt für den Pulsschlag 180 minus Lebensalter; für das Schwimmen bzw. im Wasser betriebene Ausdaueraktivitäten gilt aufgrund der Wirkungen des Wassers eine Pulsrate von 160 minus Lebensalter. Wenn Sie 50 Jahre sind, sollte der Puls

während der Belastung also nicht schneller als 130 bzw. 110 Schläge pro Minute sein. Wem eine Pulskontrolle zu aufwändig ist, kann sich auch sehr gut an der Regel »Laufen ohne zu schnaufen« orientieren. Trotz beschleunigter Atmung sollten Sie sich unterhalten können.

- Wenn Sie ein höheres Gewicht plagt, ist gelenkentlastenden Ausdauersportarten der Vorzug zu geben: Aqua-Jogging, Schwimmen, Inline-Skaten (nur mit entsprechender Ausrüstung!), Fahrradfahren in der Natur oder auf dem Ergometer zu Hause/im Fitnessstudio.
- Übertreiben und verlangen Sie nicht zu viel von sich! Fangen Sie mit zehn Minuten an und steigern sich langsam in mehreren Wochen und Monaten auf 20 bis 60 Minuten. Sobald es zu anstrengend wird, reduzieren Sie das Tempo, genießen die Umgebung oder machen ein paar gymnastische Übungen. Nach der Anstrengung und Ihrem Einsatz gönnen Sie sich ein Moment Ruhe.
- Denken Sie daran, langsam zu beginnen und vor und nach der Hauptbeanspruchung einige Dehnübungen durchzuführen
- Beim Ausdauertraining gilt die Regel, erst die Strecke zu verlängern und erst später das Tempo/Intensität der Aktivität zu erhöhen

Osteoporoseschutz durch Bewegung

Regelmäßige Bewegung schützt die Knochen

Neben einer knochengesunden Ernährung ist die Bewegung die zweite wichtige Säule, um sich vor Osteoporose zu schützen. Die regelmäßige Bewegung unterstützt die Knochengesundheit, denn Festigkeit und Belastbarkeit der Knochen hängen von ihrem

»Trainingszustand« ab: Die Beanspruchung des Knochens über die Schwerkraft und über den durch die Sehnen übertragenden Zug der Muskulatur auf die Knochen lösen einen mechanischen Reiz aus. Dieser Reiz regt die Aktivität von knochenaufbauenden Zellen an. So wird die Knochenmasse und -dichte aufgebaut und erhöht (u. a. durch Einlagerung von Nahrungscalcium) sowie die Struktur des Knochens positiv beeinflusst. Darüber hinaus werden den Knochen umgebende Strukturen wie Knorpel, Sehne und Bandapparat besser versorgt und die beanspruchte Muskulatur gekräftigt. Muskel- und Knochenmasse stehen in enger Beziehung, das heißt, je kräftiger die Muskulatur ausgebildet ist, desto stabiler sind auch die Knochen. Allerdings ist unklar, inwieweit geringe Belastungen wie beispielsweise Gehen zu den beschriebenen Effekten führen.

Auch ausreichend Dehn- und Beweglichkeits- sowie koordinative Übungen haben einen günstigen Effekt. Viele Alltagsbewegungen fallen dadurch leichter; das Sturzverhalten, das Reaktionsvermögen und die Gleichgewichtsfähigkeiten werden verbessert, sodass die Gefahr von Knochenbrüchen sinkt.

Besonders zu empfehlen sind Sportarten mit gewichtsbelastenden Bestandteilen wie Walking, Aerobic oder Tanzen. Grundsätzlich sind natürlich allgemeine auf die Verbesserung der Beweglichkeit, Kräftigung und Körperkoordination ausgerichtete Gymnastikkurse oder auch Wirbelsäulengymnastik anzuraten, um gerade den häufig von Osteoporose betroffenen Bereich der Wirbelsäule mit einem guten Muskelkorsett zu schützen und eine aufrechte Haltung zu fördern.

Bewegung bei Osteoporose

Wenn Sie bereits Osteoporose bzw. eine im Anfangsstadium befindliche Osteoporose haben, ist bei sportlichen Aktivitäten Folgendes zu berücksichtigen:

- Führen Sie die Bewegungen bewusst aus und vermeiden Sie ruckartige und extreme Bewegungen insbesondere der Wirbelsäule. Tragen Sie keine schweren Gegenstände. Versuchen Sie Lasten mit aufrechter Haltung und verstärkt aus den Beinen zu heben bzw. zu tragen. Das bringt Entlastung.
- Verzichten Sie auf sportliche Betätigung mit vielen Sprüngen. Meiden Sie Fahrradfahren mit sehr niedrigem Lenkrad oder Joggen auf harten und unebenen Untergründen.
- Wirbelsäulengymnastik sowie die Verbesserung der Beweglichkeit und die Kräftigung der Muskulatur sind sehr günstig. Aufgrund der häufig vorhandenen Schmerzen empfiehlt es sich, die Übungen wegen einer möglichst großen Entlastung der Wirbelsäule liegend auf einer Matte oder vergleichbarem Untergrund durchzuführen, statt stehend oder im Sitzen.
- Unter dem Gesichtspunkt, Ausdauer zu verbessern und gleichzeitig die Muskulatur zu kräftigen, sind Bewegungen im Wasser wie Aqua-Jogging, -gymnastik oder Schwimmen besonders zu empfehlen. Durch die tragenden und auftreibenden Eigenschaften des Wassers wird das Knochengerüst entlastet. Zusätzlich kann die Wärme des Wassers zur Schmerzlinderung beitragen.

- Bevorzugen Sie beim Schwimmen Rücken- bzw. Kraultechnik. Brustschwimmen ist nur bei guter Technik anzuraten, also bei möglichst gestreckter Lage (inklusive der Halswirbelsäule) im Wasser. Denn wenn sich der Kopf während des Schwimmens konsequent über dem Wasser bewegt, fördern Sie die Überstreckung der Halswirbelsäule, die Nackenmuskulatur verspannt sich und wird ungenügend durchblutet.
- Anzuraten ist es, an so genannten Osteoporosegruppen teilzunehmen. Viele Sportvereine und Bildungseinrichtungen bieten fachliche Anleitung, um Erfahrungen und Übungen zu erlernen, die Ihnen helfen, besser mit der Osteoporose und den Bewegungen im Alltag und in der Freizeit umzugehen. Zudem kann der Austausch mit anderen betroffenen Frauen sehr hilfreich sein.

Wie machen Sie Ihren Pfunden Beine?

Bei bewusster Ernährung und regelmäßiger Bewegung gelingt die Gewichtsreduktion

Besonders günstig wirkt sich eine Kombination aus ausgewogener und bewusster Ernährung mit ausreichend Bewegung auf die Gewichtsreduktion aus. Zum einen wird durch den Sport der Appetit reguliert. Der Insulinspiegel im Blut sinkt durch die Aktivitäten ab, somit lässt auch das Hungergefühl nach. Zum anderen werden durch die sportlichen Aktivitäten, insbesondere durch Ausdauersport, der Energieumsatz des Körpers gesteigert – also mehr Kalorien verbraucht – und die im Körper reichlich vorhanden Fettdepots »verbrannt« («Fatburning«). So wird die Energie freigesetzt, die es Ihnen ermöglicht, die Muskeln zu bewegen. Entscheidend für das Fatburning ist sanftes Ausdauertraining. Wieder- und Neueinsteigerinnen sollten lieber walken statt zu joggen oder beim Fahrradfahren flache Strecken bzw. beim Ergometertraining geringere Widerstände bevorzugen, dafür aber regelmäßig trainieren. Es geht nicht um Höchstleistungen und den Gewinn einer Medaille! Bei einem zwei- bis dreimaligen regelmäßig durchgeführten Ausdauertraining von 20 bis 60 Minuten ist zusammen mit einer ausgewogenen und bewussten Ernährung ein Effekt für das Gewicht zu erwarten.

Der Einstieg in ein bewegtes Leben – Tipps, wie Sie es schaffen können

Wie der Einstieg in Bewegung auch »Sportmuffeln« gelingt

Falls Sie sich seit eh und je regelmäßig bewegen, ist es sicherlich leicht, die in den vorherigen Abschnitten vorgeschlagenen Empfehlungen umzusetzen. Aber falls Sie zur großen Gruppe derjenigen gehören, die sich wenig bewegen oder sehr lange nicht mehr aktiv gewesen sind, ist der Hinweis, mehr Sport zu treiben, oft mit einer riesigen Hürde verbunden. Vielleicht haben Sie es ja schon öfter mal versucht, aber dann schnell wieder aufgegeben, weil es keinen Spaß machte oder nicht in den Alltag passte. Die hier vorgestellten Überlegungen sollen Ihnen helfen, die ersten Schritte leichter zu machen:

Bringen Sie mehr Bewegung in Ihren Alltag

Mehr Aktivität im Alltag ist *ein* Schritt in die richtige Richtung und kann schon mit wesentlichen Verbesserungen für Ihre Gesundheit verbunden sein. Wo bewegen Sie sich schon jetzt im Alltag? Lässt sich dies ausbauen? Wo können Sie mehr Bewegung einbauen? Vielleicht fahren Sie ja einmal die Woche mit dem Fahrrad auf den Markt? Können Sie auch andere Einkäufe so erledigen? Falls Sie mit öffentlichen Verkehrsmitteln unterwegs sind: Steigen Sie zwei Stationen früher aus und laufen Sie ein Stück! Steigen Sie Treppen, statt den Fahrstuhl oder die Rolltreppe zu benutzen (und falls Sie in den 8. Stock müssen: Steigen Sie im 6. Stock aus und laufen Sie den Rest!). Lassen Sie das Auto für kurze Wege stehen und gehen Sie zu Fuß oder benutzen das Rad. Wenn Sie in den Wechseljahren schlecht einschlafen können: Machen Sie regelmäßig einen Abendspaziergang.

Wählen Sie die passende Sportart

Welche sportlichen Aktivitäten besonders empfehlenswert sind, dazu können keine pauschalen Aussagen gemacht werden. Wenn Sie eine genaue Vorstellung haben, was Sie verbessern möchten und vielleicht auch welche Probleme (z. B. Rückenschmerzen) Sie angehen möchten, sollten Sie auch dort ansetzen. Es hilft wenig, zur Gymnastik zu gehen, wenn Sie die Ausdauer verbessern möchten, sehr wohl allerdings, wenn Sie Ihre Muskulatur oder Ihre Rückenschmerzen lindern möchten. Ein längerfristiges Engagement für eine sportliche Aktivität hängt allerdings vor allem auch ab von Ihrer Vorliebe und dem Spaß an der Sache. Wenn Sie die sportliche Betätigung lediglich nach dem höchsten Gesundheitsgewinn auswählen, sich aber zwingen müssen, regelmäßig aktiv zu sein, wird unter Umständen das nötige Durchhaltevermögen ausbleiben.

Suchen Sie sich eine Sportart, die Ihnen Spaß macht

Nicht jede mag es, durch Wald und Wiesen zu joggen. Und auch wenn Gymnastik einen besonders positiven Effekt auf die Knochengesundheit hat, findet nicht jede Vergnügen daran. Vielleicht haben Sie viel mehr Spaß am Schwimmen oder Radfahren? Oder wollen Sie mal etwas Neues ausprobieren? Nutzen Sie Schnupperangebote, falls Sie sich nicht sicher sind oder eine neue Sportart nur einmal testen wollen.

Wirkungen unterschiedlicher Sportarten

Es gibt eine riesige Auswahl an verschiedenen »Sportarten«, die sich anhand der Schwerpunktsetzung unterscheiden.

- Ausdauerbetonte Sportarten wie (Step)Aerobic, Walking, Inline-Skaten, vielfältige Formen des Ergometertrainings, (Aqua-) Jogging, Schwimmen, Wandern oder Skilanglauf
- Gestalterische und tänzerische Aktivitäten: neben dem klassischen Paartanzen gibt es auch für Frauen mit einem »tanzmuffeligen« Partner Tanzformen, bei denen sie alleine oder in der Gruppe tanzen, z. B. Jazztanz, Afrikanischer Tanz, Brasilianische Samba oder Orientalischer Tanz
- Kraft- und beweglichkeitsbetonte Aktivitäten wie Gymnastik, Aqua- und Wirbelsäulengymnastik
- Spielbetonte Sportarten wie Badminton/Federball, Tischtennis, Tennis oder auch gemischte Gruppen mit wechselnden Spielformen
- sowie den Sport ergänzende Aktivitäten wie Yoga oder Tai-Chi

Den Einstieg finden und langfristig am Ball bleiben
Suchen Sie Mitstreiterinnen und Mitstreiter! Vielleicht überlegt eine Freundin oder Ihr Partner auch schon lange, mal wieder Sport zu treiben und findet nicht den Einstieg. Zu zweit oder zu dritt gelingt es leichter, und bei einer »Motivationskrise« kann Sie die andere mitziehen. Vielleicht können Sie sich auch einer Gruppe anschließen? Sie müssen dazu nicht gleich in einen

Andere können Sie mitziehen, wenn mal die Lust auf Sport wegbleibt

7

Verein eintreten; in vielen Städten gibt es zum Beispiel Lauftreffs, zu denen Sie einfach so hingehen können. Überlegen Sie: Was macht es Ihnen sonst noch leicht, am Ball zu bleiben? – Aber bleiben Sie realistisch: Wenn Sie bislang keinen Sport getrieben haben, ist es illusorisch zu glauben, nun dreimal pro Woche ins Fitnessstudio zu gehen oder im nächstgelegenen Park zu joggen. Überlegen Sie gut, wo Sie im Alltag Platz für regelmäßige Bewegung schaffen können. Wenn es Ihnen gefällt, können Sie den Bewegungsanteil im Alltag ja immer noch ausbauen.

!

Überfordern Sie sich nicht
Wenn Sie sehr lange nicht aktiv waren und wieder einsteigen möchten, sollten Sie eine Ärztin/einen Arzt konsultieren, um das Herz-Kreislauf-Systems überprüfen zu lassen. Sollten Sie Vorerkrankungen an den inneren Organen (z. B. Bluthochdruck, Diabetes), orthopädische Vorschädigungen (z. B. Osteoporose) oder weitere Erkrankungen haben, besprechen Sie Ihr Vorhaben in jedem Fall mit Ihrer Ärztin/Ihrem Arzt.

Erfreuen Sie sich auch an kleinen Fortschritten

Lassen Sie es langsam angehen und überfordern Sie sich nicht! Sie müssen nicht perfekt sein, wichtiger ist der »Spaß an der Freud«. Genießen Sie, wie Ihr Körper sich in neue Bewegungen hineinfindet und achten Sie auf die kleinen Fortschritte. Sport kann Ihnen helfen, Ihre Körperwahrnehmung zu verbessern. So fällt Ihnen bei bewusster Ausführung der Bewegungen oder der Aktivitäten auf, wo sie zum Beispiel besonders beweglich bzw. unbeweglich (das merken Sie wahrscheinlich eher!) sind oder wo »es sich besonders gut anfühlt«. Genießen Sie das Erfolgserlebnis, wenn sie eine Bewegung verbessern oder eine Aktivität länger durchhalten. Respektieren und akzeptieren Sie dabei Ihre Leistungsgrenze! Muskelkater ist ein Zeichen von Überforderung. Lassen Sie sich genug Zeit zur Regeneration der Muskulatur und versuchen Sie beim nächsten Mal, etwas behutsamer mit Ihrem Körper umzugehen. Lassen Sie ruhig mal eine Übung weg und verkürzen Sie die Dauer. Nach dem Motto »viel hilft viel« zu handeln, wirkt sich gegenteilig aus.

Lassen Sie sich fachkundig anleiten und betreuen. Dies gilt im Besonderen bei vorliegenden Erkrankungen. Nutzen Sie entsprechende Angebote von Bildungseinrichtungen (Kreissportbund, Volkshochschule usw.), Sportvereinen und gesundheitsorientierten Fitnessstudios. Einige Einrichtungen erstellen einen auf Ihre individuellen Bedürfnisse abgestimmten Trainingsplan und bieten anhand von Eingangs- und Zwischentests eine Rückkopplung zu den angestrebten Zielen an.

Was Sie sonst noch beim Sport beachten sollten
Empfehlenswert ist – egal welche Aktivität Sie ausüben –, dass eine ausreichende Aufwärmphase zu Beginn und ein »Cool-Down« am Ende stehen. Aufwärmphase und »Cool-Down« sind geprägt von langsamen Bewegungen und einer Dehnung/Stretching der besonders beanspruchten Muskulatur. Gerade wenn man sich länger nicht betätigt hat, sollten Sie hier besonders vorsichtig sein.

Eine Kopplung von Spannung und Entspannung ist sehr empfehlenswert. Als eine gute Möglichkeit der Entspannung nach dem Sport und als Pausengestaltung bieten sich Elemente aus der progressiven

Muskelentspannung, der Meditation oder beispielsweise dem autogenen Training an. Spüren Sie nach, wo und was Sie empfinden bzw. was gut tat und tut!

Eine Steigerung der Dauer/Wiederholung einer Aktivität ist immer einer Steigerung der Intensität vorzuziehen. Statt das Tempo zu erhöhen, sollten Sie zunächst länger walken; anstatt den Widerstand auf dem Ergometer zu erhöhen, sollten Sie erst mal bei gleichem Widerstand eine längere Zeit aktiv sein.

Die Ausrüstung wird häufig nicht als besonders wichtig empfunden, aber gerade aufgrund nicht adäquaten Schuhwerks oder fehlender Ausrüstung beim Inline-Skaten (gerade der ungeliebte Helm!) passieren viele Verletzungen mit erheblichen Folgen.

Genießen Sie das Drumherum: das körperliche Wohlgefühl nach dem Sport, die Dusche und das Miteinander mit den anderen.

Und schließlich: Seien Sie nachsichtig, wenn es Rückschläge gibt! Keine Verhaltensänderung gelingt leicht, und es muss Sie nicht gleich in eine Krise stürzen, wenn Sie Ihre Vorsätze mal brechen. Suchen Sie sich einfach einen neuen Einstiegspunkt.

Adressen der Verbraucherzentralen

Verbraucherzentrale Baden-Württemberg e.V.
Paulinenstraße 47
70178 Stuttgart
Telefon: 07 11/66 91-10
Telefax: 07 11/66 91-50
www.verbraucherzentrale-bawue.de

Verbraucherzentrale Bayern e.V.
Mozartstraße 9
80336 München
Telefon: 0 89/53 98 70
Telefax: 0 89/53 75 53
vwww.verbraucherzenrale-bayern.de

Verbraucherzentrale Berlin e.V.
Bayreuther Straße 40
10787 Berlin
Telefon: 0 30/2 14 85-0
Telefax: 0 30/2 11 72 01
www.verbraucherzentrale-berlin.de

Verbraucher-Zentrale Brandenburg e.V.
Templiner Straße 21
14473 Potsdam
Telefon: 03 31/2 98 71-0
Telefax: 03 31/2 98 71-77
www.vzb.de

Verbraucherzentrale des Landes
Bremen e.V.
Altenweg 4
28195 Bremen
Telefon: 04 21/16 07 77
Telefax: 04 21/1 60 77 80
www.verbraucherzentrale-bremen.de

Verbraucher-Zentrale Hamburg e.V.
Kirchenallee 22
20099 Hamburg
Telefon: 0 40/2 48 32-0
Telefax: 0 40/2 48 32-2 90
www.vzhh.de

Verbraucher-Zentrale Hessen e.V.
Große Friedberger Str. 13–17
60313 Frankfurt am Main
Telefon: 0 69/97 20 10-0
Telefax: 0 69/97 20 10-50
www.verbraucher.de

Verbraucherzentrale Mecklenburg-Vorpommern e.V.
Strandstraße 98
18055 Rostock
Telefon: 03 81/4 93 98-0
Telefax: 03 81/4 93 98-30
www.verbraucherzentrale-mv.de

Verbraucher-Zentrale Niedersachsen e.V.
Herrenstraße 14
30159 Hannover
Telefon: 05 11/9 11 96-0
Telefax: 05 11/9 11 96-10
www.vzniedersachsen.de

Verbraucher-Zentrale Nordrhein-Westfalen e.V.
Mintropstraße 27
40215 Düsseldorf
Telefon: 02 11/38 09-0
Telefax: 02 11/38 09-1 72
www.verbraucherzentrale-nrw.de

Verbraucherzentrale Rheinland-Pfalz e.V.
Ludwigstraße 6
55116 Mainz
Telefon: 0 61 31/28 48-0
Telefax: 0 61 31/28 48-66
www.verbraucherzentrale-rlp.de

Verbraucherzentrale des Saarlandes e.V.
Hohenzollernstraße 11
66117 Saarbrücken
Telefon: 06 81/5 00 89-0
Telefax: 06 81/5 00 89-22

www.vz-saar.de
Verbraucher-Zentrale Sachsen e.V.
Bernhardstraße 7
04315 Leipzig
Telefon: 03 41/6 88 80 80
Telefax: 03 41/6 89 28 26
www.vzs.de

Verbraucherzentrale Sachsen-Anhalt e.V.
Steinbockgasse 1
06108 Halle
Telefon: 03 45/2 98 03 29
Telefax: 03 45/2 98 03 26
www.vzsa.de

Verbraucherzentrale Schleswig-Holstein e.V.
Bergstraße 24
24103 Kiel
Telefon: 04 31/5 90 99-0
Telefax: 04 31/5 90 99-77
www.verbraucherzentrale-sh.de

Verbraucher-Zentrale Thüringen e.V.
Eugen-Richter-Straße 45
99085 Erfurt
Telefon: 03 61/5 55 14-0
Telefax: 03 61/5 55 14-40
www.vzth.de

Adressen

Bundesverband der Frauengesundheitszentren
Goetheallee 9
37073 Göttingen
Telefon 05 51/48 70 25
Fax 05 51/5 21 78 36
www.frauengesundheitszentren.de

Arbeitskreis Frauen in Medizin, Psychotherapie und Gesellschaft – AKF
Knochenhauerstraße 20–25
28195 Bremen
Telefon 04 21/4 34 93 40
Fax 04 21/1 60 49 60
www.akf-info.de

Pro Familia
Stresemannallee 3
60596 Frankfurt
Telefon 0 69/63 90 02
Fax 0 69/63 98 52
www.profamilia.de

Zum Weiterlesen

Gute Ratgeber für Frauen:

Love, S. & Lindsey, K.
Das Hormonbuch.
Was Frauen wissen sollten. Frankfurt: Fischer Taschenbuch, 1998

Bopp, A.
Eine unverwechselbare Zeit.
Wie Frauen ihren Weg durch die Wechseljahre finden. Reinbek bei Hamburg: Rowohlt, 2002

Bopp, A. & Glaeske, G.
Was hilft?
Arzneimittel für Frauen. Reinbek bei Hamburg: Rowohlt rororo Taschenbuch, 1999.

Zu Wechseljahren im Kulturvergleich:

Kosack, G. & Krasberg, U. (Hrsg.)
Regel-lose Frauen.
Wechseljahre im Kulturvergleich. Königstein/Taunus: Ulrike Helmer Verlag, 2002

Ernährung in den Wechseljahren:

Szwillus, M.
Die schnelle Vitalküche.
Für die ganze Familie. München: Gräfe und Unzer Verlag, 2000.
(*Das offizielle Buch zur »5 am Tag«-Kampagne)*

Ellrott, T. & Ellrott B.
Fettfalle Supermarkt.
Finden Sie die fettarmen Alternativen. Frankfurt am Main: Umschau/Braus, 2000

Oberritter, H.
Abwechslungreiche Diät bei Osteoporose.
Stuttgart: Trias, 1998

Für Ärztinnen und Ärzte:

Beckermann, M.
Evaluation epidemiologischer Studien zur Östrogen-Gestagen-Hormontherapie.
Schweizer Medizinisches Forum, 31. Januar 2001, 91–119
(www.medicalforum.ch/archive_d/2001/2001-05.html

Hier können wir Ihnen nur eine kleine Auswahl unseres mehr als 100 Titel umfassenden Ratgeberprogramms vorstellen. Auf Wunsch senden wir Ihnen gern die Gesamtübersicht aller Publikationen zu.

Unsere Ratgeber können Sie in den Beratungsstellen der Verbraucherzentralen kaufen oder bei den Herausgebern (☞ Impressum) bestellen. Bitte schicken Sie weder Geld noch Briefmarken. Sie erhalten mit der Lieferung eine Rechnung. Zu den genannten Preisen (Stand: Januar 2003) kommen noch Porto und Versandkosten.

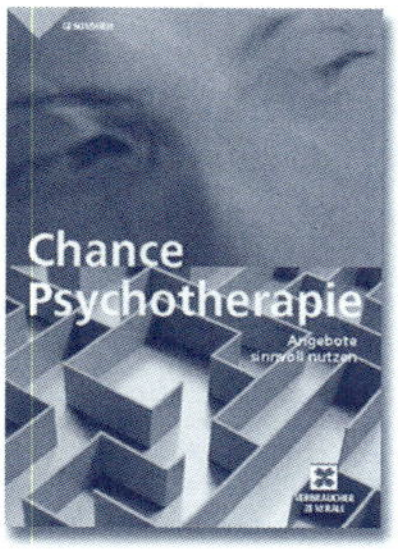

Chance Psychotherapie

Der Ratgeber unterstützt Sie dabei, sich auf dem Psychomarkt zu orientieren. Wir informieren Sie über Angebote und Anbieter, Therapieverfahren und -abläufe, Datenschutz und Kostenerstattung durch die Krankenkassen. Dazu erhalten Sie Hinweise, wie Sie mit Therapieproblemen umgehen können und wie Sie den »passenden« Therapeuten finden.

197 Seiten .... **9,80 €**

2. Auflage 2002

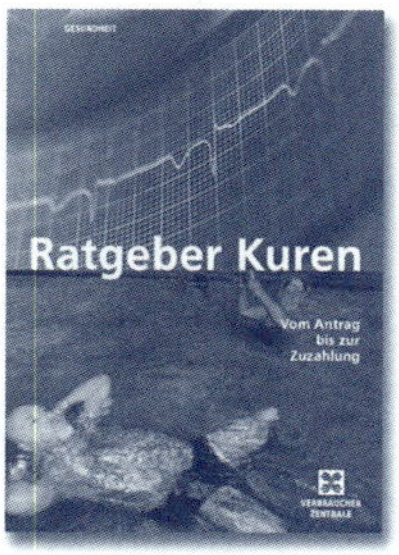

Ratgeber Kuren

Kuren haben einen wichtigen Stellenwert in der medizinischen Versorgung. Doch wer blickt bei den Vorschriften zum Thema Kuren überhaupt noch durch? Unser Ratgeber zeigt Ihnen, wie Sie die richtigen Informationen bekommen, um die Verantwortung für Ihre Gesundheit aktiv übernehmen zu können.

190 Seiten .... **9,20 €**

2. Auflage 2001

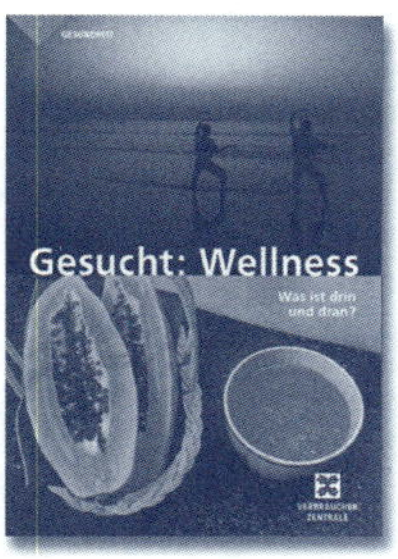

Gesucht: Wellness

Der Wellness-Markt boomt. Doch was verbirgt sich hinter diesem Begriff? Werden Kunden lediglich mit wohlklingenden Angeboten angelockt und abgezockt? Unser Ratgeber betrachtet den Markt der Wellness-Dienstleistungen kritisch und vermittelt Anregungen, wie jeder seinen persönlichen Weg zu Gesundheit und Wohlbefinden entdecken kann.

110 Seiten .... **5,80 €**

2. Auflage 2003

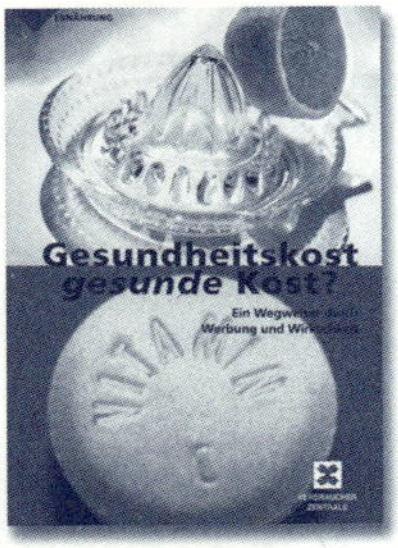

Gesundheitskost – gesunde Kost?

Probiotischer Joghurt, Pu-Errh-Tee, ACE-Säfte oder Müsliriegel. Wohlklingende Werbung vermittelt den Eindruck, dass diese Produkte zu einer gesunden Ernährung gehören. Der Ratgeber zeigt, was an solcher »Gesundheitskost« dran ist und informiert über den wahren Wert von Lebensmitteln.

230 Seiten .... **9,20 €**

7. Auflage 2001

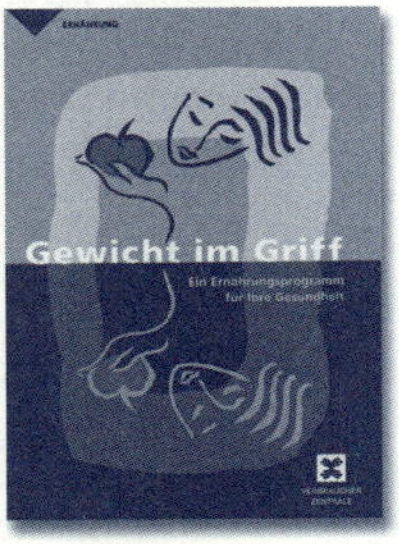

Gewicht im Griff

Muss ich abnehmen? Pfundverluste ohne Essverdruss. Weniger Kalorien, aber richtig ernährt. Ein Taschenbuch für alle, die ihr Gewicht dauerhaft in den Griff bekommen wollen. Mit ausführlichem Rezeptteil auf Basis der Vollwert-Ernährung.

140 Seiten .... **7,16 €**

10. Auflage 2000

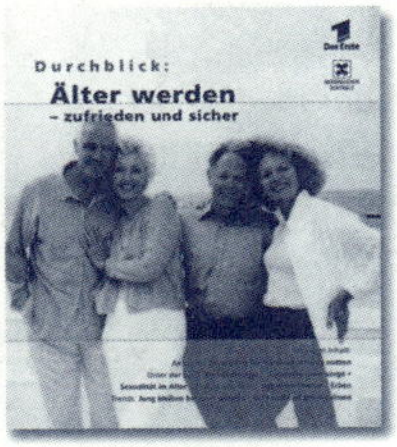

Durchblick: Älter werden – zufrieden und sicher

Älter werden hat eigene Qualitäten, birgt neue Zukunftschancen in sich und kann Glück und Genuss bedeuten. Ob Sie zum »Alten Eisen« zählen, haben Sie durchaus selbst in der Hand. Unser neuer Reader bietet viele Informationen an, mit denen eine Orientierung bei der eigenen Planung für den neuen Lebensabschnitt möglich wird.

95 Seiten .... **4,80 €**

1. Auflage 2002

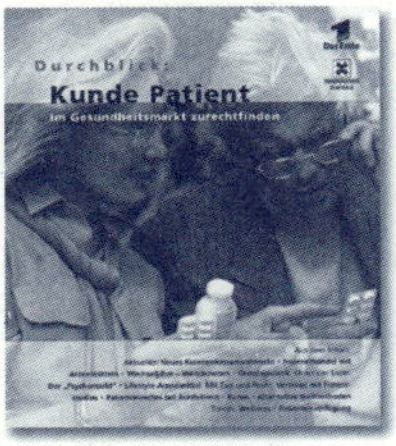

Durchblick: Kunde Patient
Im Gesundheitsmarkt zurechtfinden

Wie ändert sich unser Gesundheitssystem? Unser aktueller Reader zum Thema Gesundheit nimmt Trends, Kosten und neue Entwicklungen unter die Lupe. Der neue Reader hilft Ihnen, sich im Markt der Gesundheitsdienstleistungen und -produkte zu orientieren.

95 Seiten .... **4,80 €**

1. Auflage 2002